Nikul Jasani
Madhura Jadhav

Ligação indireta

Nikul Jasani
Madhura Jadhav

Ligação indireta

Parte I

ScienciaScripts

Imprint
Any brand names and product names mentioned in this book are subject to trademark, brand or patent protection and are trademarks or registered trademarks of their respective holders. The use of brand names, product names, common names, trade names, product descriptions etc. even without a particular marking in this work is in no way to be construed to mean that such names may be regarded as unrestricted in respect of trademark and brand protection legislation and could thus be used by anyone.

Cover image: www.ingimage.com

This book is a translation from the original published under ISBN 978-620-7-48746-2.

Publisher:
Sciencia Scripts
is a trademark of
Dodo Books Indian Ocean Ltd. and OmniScriptum S.R.L publishing group

120 High Road, East Finchley, London, N2 9ED, United Kingdom
Str. Armeneasca 28/1, office 1, Chisinau MD-2012, Republic of Moldova, Europe
Printed at: see last page
ISBN: 978-620-8-13617-8

Copyright © Nikul Jasani, Madhura Jadhav
Copyright © 2024 Dodo Books Indian Ocean Ltd. and OmniScriptum S.R.L publishing group

Índice

INTRODUÇÃO

A colagem indireta é um passo fundamental no tratamento ortodôntico e, se for feita com precisão, tornará muito mais fácil qualquer passo subsequente do tratamento ortodôntico e os resultados serão mais precisos.

Antes que um fio ortodôntico possa ser selecionado e colocado, o fechamento de espaço possa ser iniciado, os elásticos sejam aplicados, um ajuste do fio possa ser feito, os aparelhos ortodônticos devem ser colocados com precisão nos dentes. Há muitos anos, tem sido amplamente reconhecido que a colocação precisa dos braquetes é de importância clínica na aplicação eficiente da biomecânica e na realização de todo o potencial do aparelho edgewise pré-ajustado. Portanto, uma das chaves para o tratamento clínico eficiente de qualquer caso, seja ele rotineiro ou complexo, é a colocação precisa dos braquetes.

A colagem direta tem sido, desde há muito, a técnica mais comum para a colocação de brackets ortodônticos, com algumas deficiências inerentes que incluem a fraca visualização dos dentes posteriores, maior possibilidade de contaminação por humidade e maior tempo de cadeira do médico. A colagem indireta oferece várias vantagens ao ortodontista, que incluem uma melhor visualização para a colocação de brackets nos segmentos posteriores e um tempo de cadeira reduzido.

A colagem indireta é uma tendência crescente devido ao potencial para melhorar a colocação dos brackets e reduzir o tempo de cadeira, melhorando assim a eficiência numa prática ortodôntica. Nos últimos anos tem havido um aumento do interesse na colagem indireta como um procedimento clínico de rotina. Foi demonstrado que os braquetes ligados indiretamente têm resistências de ligação laboratorial e taxas de falha de ligação clínica comparáveis às dos braquetes ligados diretamente. Resistências de ligação semelhantes permitem que a técnica seja viável como um procedimento de consultório padrão para os clínicos.

O conceito de colagem indireta foi mencionado pela primeira vez na literatura há cerca de 30 anos, em meados e finais da década de 70. A técnica de colagem indireta foi desenvolvida numa tentativa de colocar brackets nos dentes de forma mais precisa e eficiente na clínica. Ao colocar os braquetes em modelos de pedra antes da colocação na boca, o ortodontista pode visualizar o dente em 3 dimensões, permitindo que os braquetes sejam posicionados com mais precisão no dente. Isto pode diminuir a necessidade de reposicionar os brackets mais tarde no tratamento. Além disso, a construção das moldeiras após a colocação dos braquetes no modelo de gesso pode ser delegada a pessoal auxiliar.

A ligação indireta é mais sensível à técnica e requer mais procedimentos laboratoriais e tempo. A força de ligação pode ser melhor na ligação direta porque as bases dos brackets se encaixam mais perto das superfícies dos dentes. Muitos relatórios indicaram que a ligação indireta é superior em termos de precisão da colocação dos brackets porque é mais fácil colocar os brackets em modelos (melhor visão e tempo de trabalho ilimitado) do que em dentes in vivo.

A colagem indireta parece estar a ganhar uma aceitação mais generalizada entre os ortodontistas, devido a melhorias no design da base do bracket, na tecnologia adesiva e nos materiais das moldeiras de transferência.

Esta dissertação tenta apresentar vários aspectos da técnica de colagem indireta, desde a evolução da técnica e os recentes avanços na colagem indireta, que estão a melhorar a precisão da colocação dos brackets, bem como a reduzir o tempo de cadeira, quando comparada com a colagem direta. Esta dissertação também discute as vantagens e desvantagens da colagem indireta e revê todos os passos clínicos e laboratoriais que são necessários para realizar com sucesso a colagem indireta de brackets.

REVISÃO DA LITERATURA

A colagem indireta tem sido utilizada na prática ortodôntica há mais de 25 anos. Ao longo destes anos, a técnica tem vindo a evoluir gradualmente, em resultado da disponibilidade de novos materiais de ligação.

Silverman et al e Cohen (1972)[1] descreveram a colagem indireta primeiro em detalhe como um conceito. Utilizou rebuçados de caramelo para posicionar os brackets nos modelos de pedra, fabricou uma moldeira de plástico com uma unidade Vanguard e encheu de resinas quimicamente curadas para unir os brackets aos dentes. Embora o método fosse eficaz, os tempos de presa inconsistentes dos cimentos curados quimicamente e a incapacidade de aplicar quantidades consistentes de resina nos braquetes produziam vazios e flash de resina, resultando em falhas de ligação que levaram muitos ortodontistas a abandonar a técnica de ligação indireta.

Newman (1974)[2] discutiu o uso de adesivos de base acrílica para unir braquetes de base plástica e de malha com técnica de ligação direta e indireta. Os compósitos quimicamente curados foram a escolha em alguns dos ensaios iniciais.

Zachrisson e Brobakken (1978)[3] compararam a colagem direta com a indireta e concluíram que a colagem direta tinha menos falhas, permitia uma remoção mais fácil do flash e produzia brackets mais ajustados à superfície do dente com menos espaços vazios.

Thomas (1979)[4] introduziu uma técnica de colagem indireta que parecia corrigir essas deficiências e talvez simplificar também a descolagem pós-tratamento. Nesta técnica, os braquetes com compósito foram colados aos dentes com um selante quimicamente curado. Uma das críticas a esse procedimento era o facto de a cura do selante ser incompleta.

Gottlieb e Phillips (1980)[5] descreveram a utilização de linhas verticais de eixo longo nos modelos de trabalho. Ele afirmou: "Pode ser necessário mudar a posição do braquete no modelo. Esta é a razão pela qual eu acredito que o método de colagem indireta permite uma maior precisão: porque, se é difícil de fazer no laboratório, é definitivamente mais difícil de fazer na boca, onde se tem um acesso muito mais pobre e não se pode desenhar linhas como se pode no modelo".

Myrberg e Warner (1982)[6] apresentaram uma técnica na qual foram feitos indicadores individuais de colocação de braquetes para cada dente, com base no conceito de uma configuração dentária que se adapta às necessidades funcionais, oclusais e estéticas individuais de cada paciente.

Fried e Newman (1983)[7] discutiram o uso de um adesivo sem mistura na colagem indireta. Nesta abordagem, os braquetes foram fixados aos modelos de trabalho com uma pasta de papel de parede solúvel. Os braquetes foram então fixados aos dentes colocando-se o adesivo em pasta sem mistura numa seringa Centrix e injetando esse material sobre os braquetes na moldeira de transferência. A cura final ocorreu quando o material em pasta entrou em contacto com o primário, que tinha sido previamente aplicado nos dentes.

Aguirre et al (1984)[8] avaliaram clinicamente a colocação de braquetes em 11 pacientes, utilizando técnicas de colagem direta e indireta. Verificaram que a colagem indireta foi mais precisa nos caninos superiores e inferiores; para a colocação vertical de braquetes, a colagem indireta foi mais precisa nos caninos superiores, e a colagem direta apresentou melhores resultados nos segundos pré-molares inferiores. Uma dúvida surgiu porque, no estudo, todos os braquetes (colagem direta e indireta) foram colados por apenas um examinador. Assim, seus resultados podem refletir apenas a habilidade clínica de um examinador, mas não a diferença real entre essas duas técnicas.

Hocevar e Vincent (1988)[9] compararam a resistência ao cisalhamento (SBS) de braquetes fixados pela técnica indireta de Thomas e pela técnica de colagem direta. Mencionaram o problema da colocação imprecisa da quantidade certa de adesivo no método de colagem indireta e chamaram a atenção para os vazios ou excessos de adesivo que ocorrem frequentemente durante a colagem indireta. Foram colados 41 pré-molares (18 diretamente e 23 indiretamente) utilizando o adesivo de restauração Concise. Os seus resultados não mostraram diferenças na

SBS (resistência de união ao cisalhamento) quando não existiam espaços marginais ou quando os espaços estavam cobertos na técnica de união indireta. No entanto, a SBS (resistência de união ao cisalhamento) diminuiu significativamente quando os espaços vazios não foram cobertos com uma resina não preenchida.

Milne et al (1989)[10] compararam as resistências ao cisalhamento e à tração e a precisão da colocação dos brackets dos métodos de colagem direta e indireta. Foi utilizado o adesivo Concise para restaurações altamente preenchido para os métodos direto e indireto, onde foram colados 96 incisivos e pré-molares humanos. Os resultados não revelaram diferenças estatisticamente significativas entre as resistências de ligação, mas o método indireto foi superior na precisão da colocação dos brackets.

Read MJ, O'Brien KD(1990)[11] utilizaram um adesivo fotopolimerizável em colagem indireta de braquetes com base em malha de alumínio.

Hamula W(1991)[12] enumerou várias vantagens da utilização de adesivos fotopolimerizáveis para a colagem indireta, incluindo tempo de trabalho ilimitado durante a colocação do bracket, menor desvio do bracket nos modelos de trabalho e menor desconforto do paciente devido à aceleração da colagem do bracket.

Cooper RB, Goss M, Hamula W(1992)13 [introduziram] os brackets pré-revestidos com adesivo (APC) (3M Unitek) e descreveram a utilização destes brackets pré-revestidos na colagem indireta, referindo como vantagens a consistência do revestimento, a facilidade de limpeza e a eliminação de resíduos.

ShiauJY et al (1993)[14] investigaram se ocorria alguma perda na força de ligação quando o compósito de base era colocado sete dias antes da colocação na boca e não encontraram diferenças na força de ligação.

Read MJe Pearson AI (1998)[15] foram os primeiros a discutir a utilização de um selante fotopolimerizável ligeiramente preenchido para fixar brackets com uma base de resina personalizada aos dentes através de um método de ligação indireta.

Kalange JT (1999)[16] apresentou uma técnica que utiliza linhas de referência verticais e horizontais em modelos de trabalho para a colocação de brackets com base no nível das cristas marginais, contactos oclusais funcionais e superfícies estéticas para colagem indireta.

KooBC,ChungCH ,Vanarsdall RL(1999)[17] realizaram um estudo de comparação da precisão da colocação de brackets entre as técnicas de colagem direta e indireta. Concluíram que a técnica de colagem indireta proporciona uma colocação mais precisa dos brackets, no que diz respeito à altura dos mesmos, do que a colagem direta. Não foi encontrada diferença estatisticamente significativa entre essas duas técnicas em relação à angulação ou posição mesiodistal dos braquetes. Nenhuma das duas técnicas proporcionou uma colocação ideal dos braquetes.

Sondhi A(1999)[18] descreveu uma nova técnica de ligação indireta que envolveu a colocação de brackets revestidos a resina composta em modelos de trabalho em pedra e o fabrico de moldeiras de ligação em polivinil siloxano Bioplastor. Os braquetes nessas moldeiras foram então colados aos dentes com um adesivo de resina preenchido de 2 partes, quimicamente curado. Os benefícios desta técnica foram tempos de cura mais rápidos e um mínimo de excesso de resina à volta dos brackets após a remoção da moldeira.

White L(2001)[19] utilizou um primer autocondicionante e um adesivo de compósito de cura rápida na colagem indireta. Nesta técnica, foi utilizada uma ponta de fotopolimerização power slot em cada um dos dentes da moldeira durante 5 segundos por dente. Esta ponta power slot era mais larga na extremidade e concentrava a luz para uma cura mais rápida do adesivo.

Miles PG (2002)[20] foi o primeiro a incorporar a utilização de um compósito fluido preenchido numa técnica de ligação indireta. A vantagem desta técnica foi o facto de reduzir os espaços vazios. Era fluido mas suficientemente viscoso para ter boas caraterísticas de manuseamento.

Melson B, Biaggini P(2002)[21] introduziram a técnica Ray Set que exemplifica o conceito de precisão da colocação de brackets na colagem indireta. Utiliza um dispositivo sofisticado para colar brackets pré-ajustados que reflectem os requisitos prescritos individualmente para a ponta, o torque e a rotação, independentemente da altura do bracket ou da forma dos dentes.

Klockeet al (2003)[22] compararam a técnica de colagem direta com a colagem indireta. Nesta investigação in vitro, foram colados brackets de aço inoxidável a 100 incisivos bovinos permanentes utilizando a técnica de Thomas, a técnica de Thomas modificada e a colagem direta fotopolimerizável para um grupo de controlo. Tanto a técnica de Thomas original (grupo 2) como a técnica de Thomas modificada (grupo 1) foram capazes de atingir resistências de ligação comparáveis às do grupo de controlo com ligação direta fotopolimerizável.

YiGK , DunnWJ, TaloumisLJ (2003)[23] estudaram a comparação da resistência de união ao cisalhamento entre braquetes ortodônticos de colagem direta e indireta. Eles não encontraram nenhuma diferença significativa na resistência de união entre um grupo de controle de ligação direta fotopolimerizável e o método Sondhi. A comparação dos restos de resina entre os grupos direto e indireto não sugeriu qualquer diferença significativa. Eles também mostraram que não havia correlação entre a força de adesão e a quantidade de resina remanescente na superfície do dente.

Hodge e colaboradores (2004)[24] realizaram um ensaio clínico randomizado comparando a precisão da colagem direta com a indireta e concluíram que não havia diferença significativa entre os erros médios produzidos pelos dois métodos de colocação de brackets.

Eliades e colaboradores (2005)[25] validaram a importância das cristas marginais versus o centro da coroa clínica como ponto de referência, demonstrando que o posicionamento dos braquetes utilizando o centro da coroa clínica resultava numa discrepância das cristas marginais entre os pré-molares e molares e na falta de contactos oclusais com a dentição oposta.

Daub J, Berzins DW, Linn BJ, e Bradley TG(2006)[26] fizeram uma comparação da força de ligação entre os métodos de ligação direta e indireta.

A colagem indireta com o adesivo Transbond XT/preparador de Sondhi (cura química) ou com o adesivo Enlight LV/preparador de Orthosolo (cura por luz) e a colagem direta com um adesivo de cura por luz (Transbond XT), produziram todas resistências de colagem in vitro clinicamente aceitáveis. A colagem indireta com o adesivo Transbond XT/preparador de Mondhi (cura química) apresentou pontuações ARI (Adhesive Remnant Index) mais baixas em comparação com a colagem indireta com o adesivo Enlight LV/preparador Orthosolo (cura ligeira) e a colagem direta com um adesivo fotopolimerizável (Transbond XT). Não foi encontrada uma correlação forte entre a força de adesão e as pontuações ARI dentro ou entre grupos.

DeahlST, Norman S, Hatch JP, Rugh JD(2007)[27] fizeram uma comparação baseada na prática da colagem direta e indireta. Eles compararam a prevalência de falhas na colagem, o número de consultas e o tempo de tratamento entre a colagem direta e indireta de braquetes em pacientes tratados em consultórios particulares de ortodontia.

Elliott MM (2007)[28] apresentou a técnica de colagem indireta com um compósito termopolimerizável, que proporciona um tempo de trabalho virtualmente ilimitado para a colocação de attachments ortodônticos, tendo esta técnica demonstrado ser previsível e altamente reprodutível.

KalangeJT (2007)[29] descreveu a colagem indireta de precisão da arcada completa baseada na prescrição. É um método altamente evoluído e extremamente exato para a colocação precisa de brackets, no qual as linhas de referência verticais e horizontais são colocadas em modelos de trabalho para criar um modelo visual para a colocação de brackets. Este sistema assegura o objetivo final de um contorno ideal da margem gengival anterior e a excelência geral na estética facial.

Sondhi A (2007)[30] desenvolveu um novo método para a colagem indireta eficaz e eficiente de brackets ortodônticos. A colagem indireta é realizada utilizando uma nova resina desenvolvida especificamente para a colagem indireta e as bases adesivas personalizadas que são facilmente formadas com os brackets Transbond XT ou APC. Os testes de resistência de união também comprovaram a eficácia desta resina.

ThompsonMA , Drummond JL. , Begole EA (2008)[31] analisaram a resistência de união de variáveis de base personalizadas em técnicas de união indireta. A intenção deste estudo foi determinar o efeito sobre a resistência de união ao cisalhamento das seguintes variáveis: uso de uma resina composta fluida preenchida como adesivo, leve abrasão ao ar da almofada do braquete de compósito curado, e molhar a almofada do braquete de compósito curado com uma resina não preenchida. Concluíram que a abrasão a ar das superfícies compostas da almofada do bracket ortodôntico na colagem indireta aumentou a resistência de união ao cisalhamento, enquanto que a utilização de compósito fluido não afectou a resistência de união.

Soo PP, Green BM, Sondhi A (2009)[32] observaram um defeito de camada branca de 30 a 40µm na base de resina personalizada quando os brackets foram colados ao modelo de pedra com o adesivo hidrofílico. Este defeito de camada branca teve origem na formação de uma camada de superfície inibida pelo oxigénio durante a polimerização, seguida de lixiviação da resina quando a moldeira de colagem foi enxaguada.

Cozzani M, Menini A, Bertelli A (2010)[33] introduziram as máscaras de condicionamento para uma colagem indireta precisa. Uma das vantagens mais significativas desta técnica é que a resina composta pode ser aplicada nas bases dos brackets no laboratório, permitindo uma colocação mais rápida e precisa do que quando é aplicada na boca. As camadas de compósito e de primário são reduzidas a uma espessura mínima, evitando assim uma inclinação incorrecta dos brackets. A remoção do flash das bases dos brackets antes da polimerização evita a acumulação de placa bacteriana e de cálculo.

Muitos consultórios individuais foram inicialmente bem sucedidos com a colagem indireta, mas o facto de ser um procedimento muito sensível à técnica, que requer disciplina, organização e uma abordagem de equipa, impediu que se tornasse um padrão da indústria. Porém, ao longo dos anos, foram introduzidos muitos materiais mais recentes utilizados na técnica de ligação indireta, que resultaram num procedimento de ligação indireta mais preciso e eficaz.

EVOLUÇÃO DA LIGAÇÃO

INDIRECTA

O conceito de ligação indireta foi mencionado pela primeira vez na literatura em meados da década de 1970 e, desde então, têm sido relatadas várias manifestações do processo. Nos ensaios iniciais de colagem indireta, foi utilizado rebuçado amolecido para posicionar os brackets nos dentes e resinas preenchidas quimicamente curadas para colar os brackets aos dentes. Embora o método fosse eficaz, resultava numa quantidade significativa de material de ligação excessivo ou flash remanescente à volta do bracket e a limpeza da resina representava um problema significativo. Esta técnica também era um pouco mais demorada e envolvia uma quantidade significativa de tempo do médico e do laboratório.

A próxima grande melhoria na metodologia indireta ocorreu durante a década de 1980. Isto ocorreu quando as resinas termopolimerizáveis entraram no mercado. No entanto, houve relatos de clínicos que tiveram problemas com a deslocação dos brackets nos modelos de trabalho durante o tempo necessário para a cura da resina pelo calor. O modelo de transferência com os braquetes fixados tinha de ser aquecido a 250°F a 300°F durante aproximadamente 15 a 20 minutos como forma de polimerizar a resina. Para além disso, alguns brackets estéticos não cerâmicos não podiam ser expostos a este calor. Este facto obrigava a colocar os brackets separadamente nos modelos, depois de os brackets metálicos terem sido curados pelo calor, o que resultava num procedimento mais complicado. Quando as bases dos brackets eram fabricadas com resina termopolimerizável, a colagem dos brackets nos dentes era geralmente efectuada com selantes quimicamente polimerizados ou resinas de colagem. No entanto, quando era necessário utilizar uma moldeira transparente, utilizava-se uma resina fotopolimerizável, com benefícios de cura sob demanda.

Também aborda alguns dos métodos de ligação indireta mais significativos utilizados na prática clínica.

UM SISTEMA UNIVERSAL DE LIGAÇÃO INDIRECTA PARA BRACKETS METÁLICOS E PLÁSTICOS:

Silverman E, Cohen M, Gianelly AA, e Dietz VS (1972)[1] introduziram a utilização da técnica adesiva para a colagem indireta. Foi testada com sucesso em consultórios privados e na Faculdade de Medicina Dentária da Universidade de Boston em junho de 1971, numa intenção que poderia contornar algumas das desvantagens aparentes de outros sistemas. Uma delas era a aparente incapacidade de suportar todos os tipos de aplicação de força durante períodos de tempo prolongados. Para além disso, este procedimento foi o primeiro a colocar brackets metálicos nos dentes para procedimentos de tratamento abrangentes.

Esta técnica introduziu duas importantes facetas da colagem indireta, o sistema adesivo em si e o veículo através do qual os brackets eram colocados nos dentes. Essa técnica permitiu que o ortodontista colocasse os braquetes corretamente nos respectivos dentes, com precisão e em um tempo mínimo de cadeira clínica. Apesar de as instruções terem sido seguidas, um ou dois brackets não foram colados aos dentes aquando da remoção da moldeira Vanguard. Também se perderam brackets vários dias depois.

Esta experiência durante um período de 6 meses mostrou uma elevada percentagem de sucesso com o sistema adesivo. Foram efectuados procedimentos de tratamento convencionais e abrangentes com este sistema adesivo. Neste caso, os brackets foram colocados nos dentes individualmente. Também foram colocadas tracções extra-orais nos aparelhos. Os braquetes resistiram com sucesso às forças substanciais geradas pelo torque de 40 graus do fio, durante 4 ou mais meses. Foram testados auxiliares de torque e foram colocados acessórios linguais. Este sistema adesivo foi útil para um bracket metálico revestido a plástico. Por estas razões, este sistema adesivo foi clinicamente útil e levou à eventual eliminação das bandas metálicas.

O ADESIVO:

Silverman e Cohen utilizaram o selante do sistema Caulk NuvaLight. Este era uma parte dos dois componentes do sistema adesivo. O primeiro era um selante de fossas e fissuras desenvolvido por **Buonocore (1970,1971)**[34,35]. Tratava-se de um "líquido transparente e xaroposo que continha, como ingredientes principais, três partes em peso da reação produzida pelo bisfenol A e pelo metacrilato de glicidilo e uma parte em peso do monómero metacrilato de metilo, no qual se dissolveu aproximadamente 2% de éter metílico de benjoim como catalisador sensível à luz ultravioleta. A hidroxiapatite de cálcio sintética e o fluoreto de cálcio foram adicionados ao adesivo. A segunda metade do sistema adesivo consistia num líquido transparente e pó misturados numa proporção de aproximadamente cinco partes de líquido para duas partes de pó.

TÉCNICA DE COLOCAÇÃO DE BRACKETS:

Os braquetes edgewise modificados e os tubos molares foram colados exatamente onde desejado em cada dente dos modelos de trabalho, usando o cimento adesivo de braquetes (Fig. 1, A e B). A pressão da mão ajudou na adaptação desta moldeira plástica sobre todos os dentes e gengiva. (Fig.1,C e D)

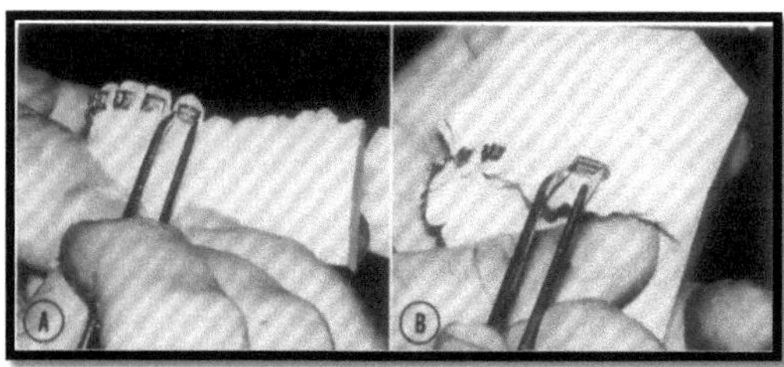

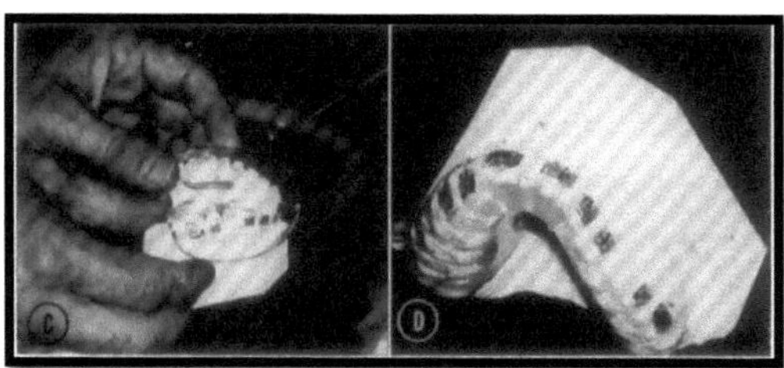

Figura 1: A e B, Braquetes metálicos foram colocados num modelo utilizando um cimento como adesivo. C, Uma pastilha plástica Vanguard foi centralizada no modelo. D, O modelo, com os braquetes metálicos nos dentes, coberto pela moldeira Vanguard. *(Extraído de Silverman E, Cohen M, Gianelly AA e Dietz VS: Auniversal direct bonding system for both metal and plastic brackets; Am J Orthod 1972,62(3):236-244).*

A moldeira de plástico foi então cuidadosamente removida do molde com os brackets embutidos na moldeira nas suas posições exactas. Em seguida, uma bolinha de algodão foi mergulhada em solução de ácido fosfórico contendo óxido de zinco dissolvido e pincelada em todas as superfícies vestibulares dabiais dos dentes a serem braquetes (apenas uma arcada) e deixada no local por 60 a 70 segundos. (Fig. 2,A). A pistola NuvaSeal, com as suas ondas de luz ultravioleta, foi então passada sobre os dentes tratados durante uma média de 30 segundos para cada dente (Fig. 2, B).

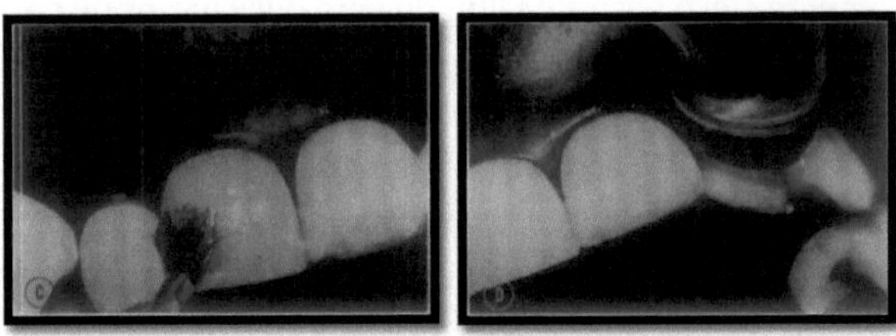

Figura 2: A, O selante é pintado na superfície vestibular dos dentes com um pincel. B, um raio ultravioleta da pistola "NuvaSeal" é utilizado para endurecer o selante. *(Extraído de Silverman E, Cohen M, Gianelly AA e Dietz VS: Um sistema universal de colagem direta para brackets metálicos e plásticos; Am J Orthod 1972,62(3):236-244).*

De seguida, o cimento de ligação foi misturado até obter uma consistência xaroposa com uma pequena espátula semelhante a cimento e a mistura foi colocada em cada bracket. Os brackets foram colocados na moldeira Vanguard nas suas posições corretas. Num movimento rápido, a moldeira foi então inserida na boca e mantida durante 5 minutos para garantir a fixação do cimento de ligação. Quando a moldeira foi removida, os brackets estavam posicionados exatamente como estavam no modelo de trabalho. Em 10 ou 15 minutos, todos os brackets de uma arcada foram colados diretamente aos respectivos dentes, no alinhamento correto. As coberturas dos brackets foram removidas e o flash de cimento de ligação foi removido.

UTILIZAÇÃO DE ADESIVOS DE BASE ACRÍLICA PARA COLAR SUPORTES DE PLÁSTICO E DE MALHA:

NewmanGV(1974)2discutiu a utilização de adesivos de base acrílica para unir direta e indiretamente braquetes de base plástica e de malha. Na colagem de braquetes metálicos, os suportes metálicos de malha de tela foram utilizados com vantagem para a retenção mecânica. Os brackets metálicos colados foram utilizados com vantagem quando a fratura dos brackets de plástico era um problema. Os braquetes de plástico reforçados nas extremidades resultaram numa menor fratura das asas do braquete.

TÉCNICA:

Os braquetes foram adaptados e colados às superfícies de gesso com cimento Duco. O modelo e os braquetes foram então revestidos com um agente de libertação. O modelo foi colocado num suporte de modelos e um pedaço de plástico de polietileno (Vanguard) de 1½"-2½" foi colocado sobre os bordos incisais do modelo de trabalho. De seguida, jogou-se uma chama de um bico de Bunsen sobre o plástico até este amolecer e escorrer.

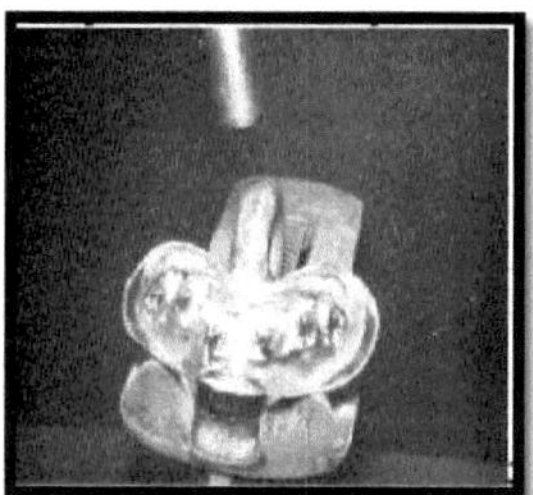

Figura 3: O modelo foi colocado num suporte de modelos e um pedaço de plástico de polietileno (Vanguard) de 1½"-2½" foi colocado sobre as bordas incisais do modelo de trabalho. Em seguida, uma chama de bico de Bunsen foi jogada sobre o plástico até que ele amolecesse e fluísse *(Extraído de Newman GV: Diret and Indirect bonding of brackets; J ClinOrthod1974,8(5):264-272).*

O posicionador de braquetes de plástico e o modelo foram arrefecidos sob água corrente. O posicionador de braquetes de plástico foi então aparado com uma tesoura perto dos bordos gengivais dos dentes anteriores superiores.

Se fossem utilizados brackets metálicos, o posicionador era limpo em acetona numa máquina de ultra-sons. Se fossem utilizados brackets de plástico, a superfície colada dos brackets de plástico era limpa e desbastada com uma broca de fissuras.

O sistema adesivo EPAC (cimento epóxi acrilado) foi normalmente utilizado para braquetes de plástico. Quando seis anteriors eram para ser colados indiretamente, três colheres de pó foram misturadas com nove gotas de líquido durante 15 segundos. Uma mistura fina foi colocada em todas as superfícies dentárias a serem coladas e nas superfícies de colagem dos braquetes.

Um secador de ar quente foi utilizado para soprar ar no posicionador do suporte. O calor que foi transferido do plástico para o adesivo acelerou a cura. Após cerca de dez minutos, o posicionador de brackets foi retirado dos dentes colados.

VANTAGENS:

Diminuição da irritação gengival, eliminação da separação dos dentes, menos despesas, diminuição das cáries e descalcificações e diminuição da perda de comprimento da arcada.

LIGAÇÃO INDIRECTA (SIMPLICIDADE EM ACÇÃO):

Thomas RG (1979)[4] descreveu a técnica de colagem indireta, que era simples e extremamente precisa, e a sua formação de molde baseou-se nas técnicas ensinadas **por** Silverman **e** Cohen[1], utilizando **a** nova fórmula de resina **de BowenR (1962)**36 (uma resina Bis-GMA), que tinha propriedades químicas e físicas muito mais desejáveis do que as antigas resinas acrílicas. Era mais estável nos fluidos orais e mais fácil de manusear. A sua dureza era muito superior e a viscosidade era controlada de um líquido para uma pasta através da adição de cargas. Não houve polimerização até que as duas resinas fossem colocadas juntas. A limpeza após a colagem foi extremamente simples, uma vez que havia muito pouco flash.

PROCEDIMENTO LABORATORIAL:

Foram selecionadas combinações de brackets/bases para cada dente e o contorno necessário para se aproximar da anatomia do dente. Foram colocados pequenos pontos de cada pasta de resina de ligação - Catalyst e Universal - lado a lado numa almofada de mistura de papel. Os pontos de resina de ligação foram misturados e aplicados na parte de trás da base do bracket (misturados para apenas um bracket de cada vez). O bracket foi colocado na posição pretendida, verificando a altura e a angulação para garantir a exatidão. Deixou-se então o material de ligação assentar durante pelo menos 10 minutos antes de formar a moldeira. O material do tabuleiro foi então cortado em folhas quadradas de 5" e esquartejado. Cada quarto foi arredondado de um lado.

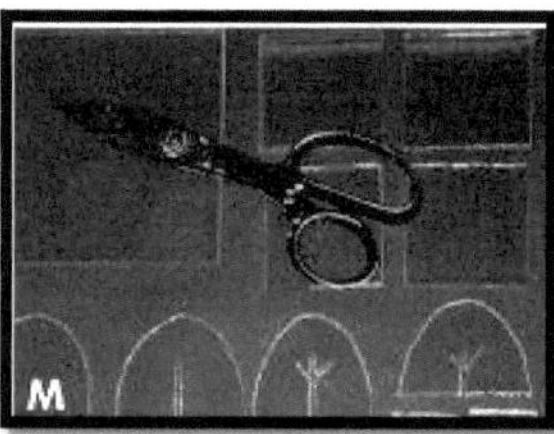

Figura 4: O material da moldeira foi cortado numa folha quadrada de 5" e dividido em quartos. Cada quarto foi arredondado de um lado. *(Retirado de **Thomas** RG: Colagem indireta (simplicidade em ação); J ClinOrthod1979,13(2):93-106).*

O modelo foi mergulhado em água (3-5 segundos) e colocado sob uma fonte de calor seco com o arco em branco por cima. A placa de arco foi aquecida até ficar coberta pelo modelo.

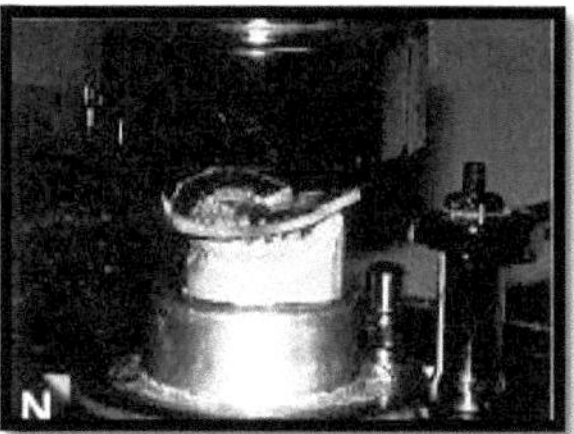

Figura 5: O modelo colocado sob uma fonte de calor seco com a arcada em branco por cima *(retirado de Thomas RG: Indirect bonding (simplicity in action); J ClinOrthod1979,13(2):93-106).*

O formador de vácuo Vanguard foi ligado ao misturador de vácuo e foi utilizado como fonte de vácuo.

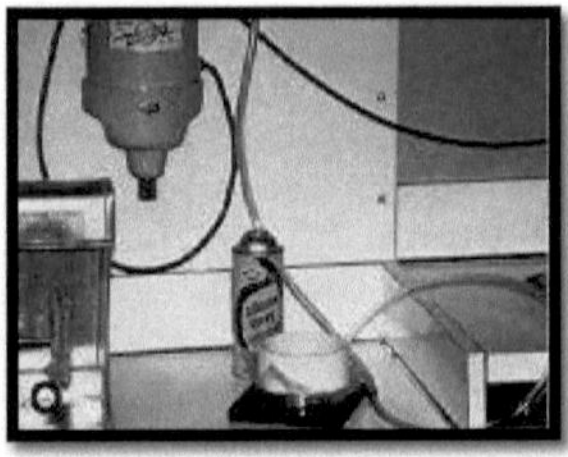

Figura 6: O formador de vácuo Vanguard foi ligado ao misturador de vácuo e foi utilizado como fonte de vácuo. *(Retirado de Thomas RG: Ligação indireta (simplicidade em ação); J ClinOrthod1979,13(2):93-106).*

A parte inferior (dique de borracha) do formador de vácuo e o arco em bruto quente foram pulverizados com o lubrificante de silicone em spray para evitar que se colassem. O modelo com o arco em branco aquecido foi colocado na formadora de vácuo e o vácuo foi aplicado.

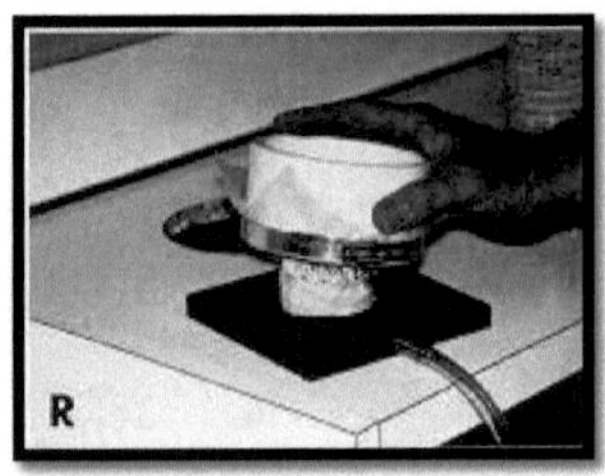

Figura 7: O modelo com a arcada aquecida foi colocado no formador de vácuo e o vácuo foi aplicado. *(Retirado deThomas RG: Colagem indireta (simplicidade em ação); J ClinOrthod1979,13(2):93-106).*

Após uma boa adaptação, foi vertida água fria na parte superior do formador de vácuo para acelerar o arrefecimento do material do tabuleiro.

PROCEDIMENTO CLÍNICO:

O interior do tabuleiro foi pintado com resina catalisadora líquida "selante" (Parte B), 6 gotas por arco.

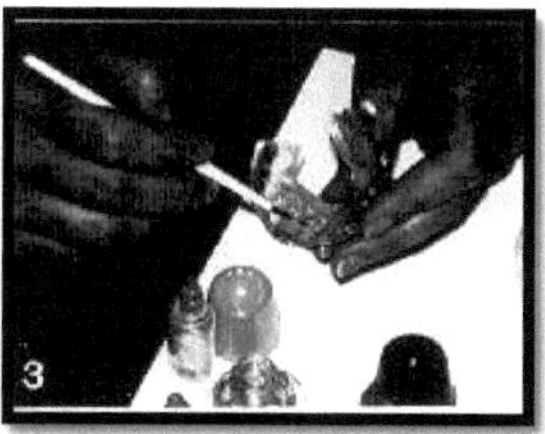

Figura8:O interior da moldeira pintado com resina catalisadora líquida "sealant" (Parte B), 6 gotas por arcada. *(Extraído de Thomas RG: Colagem indireta (simplicidade em ação); J ClinOrthod1979,13(2):93-106).*

Os dentes foram condicionados com uma pequena esponja embebida em líquido condicionador (ácido fosfórico a 37%) e depois foram pintados com resina Universal "sealant" líquida (Parte A), 6 gotas por arcada.

Figura 9: Dentes pintados com resina universal "selante" líquida (Parte A), 6 gotas por

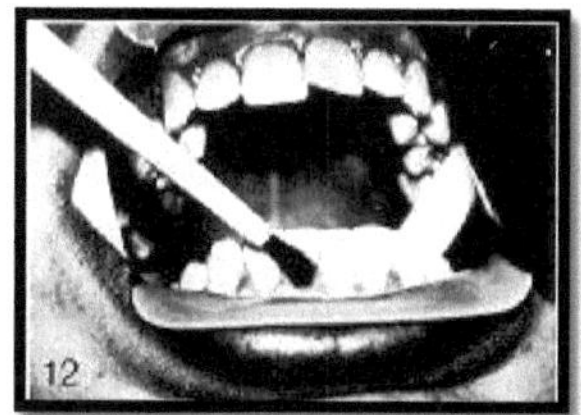

arcada. *(Retirado de Thomas RG: Indirect bonding (simplicity in action); J ClinOrthod1979,13(2):93-106.)*

A moldeira foi introduzida na boca e assentada completamente. Foi mantida no lugar durante 1½ minutos. De seguida, a moldeira foi retirada da boca, da lingual para a vestibular, deixando os brackets para trás.

PROCEDIMENTO LABORATORIAL MELHORADO PARA COLAGEM INDIRECTA:

Moshiri F, Haywardin MD (1979)[37] descreveram um procedimento laboratorial melhorado para a colagem indireta. Nesta técnica, foi utilizado um adesivo de laboratório (3M Unitek) para a colagem indireta de brackets.

VANTAGENS DA UTILIZAÇÃO DE ADESIVOS DE LABORATÓRIO:

1. Quinze minutos de trabalho.

2. O adesivo de laboratório era resistente ao calor, o que permitiu a utilização da máquina Biostar para fabricar um tabuleiro transparente, que apresentava várias vantagens em relação a outros materiais.

COLAGEM INDIRECTA PARA CASOS LINGUAIS:

Devido à maior dificuldade no tratamento de casos por lingual, a colocação precisa dos braquetes era da maior importância e foi muito facilitada por uma técnica de colagem indireta. **AguirreMJ (1984)[8] descreveu** a técnica de colagem indireta para casos linguais, que foi uma modificação de um método relatado por **Thomas [RG4].**

VANTAGENS:

- O tempo de cadeira foi de 15 a 20 minutos para ambos os arcos.

- Não havia mais flash à volta dos suportes.

- A remoção do bracket foi mais fácil, porque foi utilizada uma resina não preenchida.

- O risco de contaminação por humidade foi grandemente reduzido.

- O procedimento laboratorial pode ser delegado.

- A colocação dos suportes foi muito consistente.

Inicialmente, o sucesso com esta técnica era limitado devido a atalhos e a uma preparação pouco cuidada. Mas mais tarde tornou-se muito fiável e previsível com uma compreensão adequada e esforço e prática suficientes.

COLAGEM INDIRECTA COM SUPORTES ADESIVOS PRÉ-REVESTIDOS:

Os braquetes pré-colados com adesivo (APC) tinham uma série de vantagens clínicas, incluindo consistência e precisão de posicionamento, facilidade de colocação e redução do tempo de cadeira. Podem ser colados tanto indireta como diretamente.

Cooper RB, Sorenson NA(1993)[13] fizeram um estudo com braquetes prérevestidos com adesivo. De 1.090 braquetes que foram colados, apenas 15 foram perdidos em 24 horas. Todos eles ocorreram durante o procedimento de colagem. Treze desses braquetes estavam no arco mandibular, e todas as falhas foram na interface adesivo/esmalte. Atribuíram a perda em cada caso à contaminação por humidade.

A taxa de falha de adesão de 1,4% foi comparada favoravelmente com o intervalo de 2-5% encontrado na maioria dos estudos de ligação indireta. O corte cuidadoso da porção lingual da moldeira mandibular e a divisão da moldeira na linha média ajudaram a evitar a contaminação causada pela língua que forçava a humidade para cima a partir do fundo da boca. Outra fonte potencial de falha com esta técnica foi a pressão excessiva sobre a moldeira rígida, que distorceu a moldeira ligeiramente nas extremidades e a flexionou para longe dos dentes.

VANTAGENS:

1.   Os assistentes consideraram-no fácil de aprender e de executar.
2.   Os passos foram reduzidos e o tempo de cadeira foi pelo menos 30% menor.

3.   O adesivo extra permitiu que fossem feitas configurações de caixa individualizadas para rotações excessivas.

4.   A interface suporte/adesivo era de qualidade consistente, uma vez que foi aplicada pelo fabricante.

5.   A visualização e o controlo da humidade foram melhorados pela utilização de tabuleiros em acrílico transparente.

6.   Não foram necessários anti-sialogogos.

7.   Os   resíduos de adesivo foram reduzidos através da eliminação de almofadas de mistura, seringas e outros doseadores.

8.   Os suportes foram mais fáceis de identificar pelos assistentes de laboratório

porque cada embalagem blister estava corretamente marcada e orientada.

9.   O controlo do inventário foi simplificado pela embalagem de suporte único em unidades de cinco.

10. A facilidade e a rapidez deste método.

UM MÉTODO DE COLAGEM INDIRECTA FOTOPOLIMERIZÁVEL:

Read MJ, PearsonAl(1998)15 descreveram um método de ligação indireta fotopolimerizável. Para utilizar um adesivo fotopolimerizável com uma técnica de moldeira, a moldeira tinha de ser suficientemente transparente para permitir a transmissão de luz. O Memosil CD foi o material ideal para as moldeiras de transferência. Foi originalmente concebido para o registo da mordida. Era um elastómero à base de silicone, curado por adição, de viscosidade média. Era transparente e fácil de misturar e o seu endurecimento era rápido, em cerca de três minutos. Era suficientemente rígido para atuar como moldeira, mas era fácil de remover da boca quando o adesivo secava.

MÉTODO:

O Memosil foi injetado sobre os suportes do molde de trabalho.

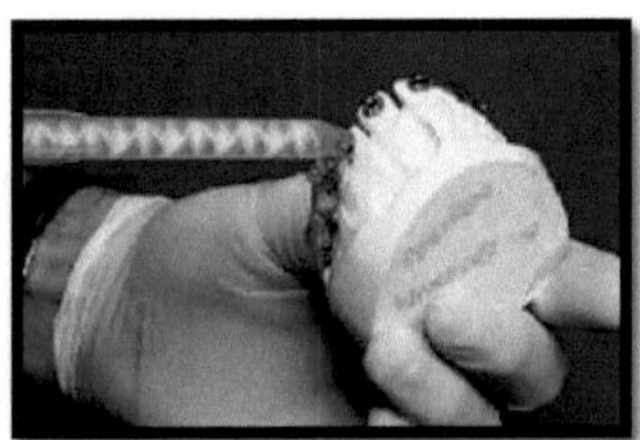

Figura 10: Memosil foi injetado sobre os brackets no molde de trabalho. *(Retirado de Read MJ, Pearson Al: A method for light-cured indirect bonding technique; J ClinOrthod 1998,8:502-503).*

O tabuleiro Memosil foi completado.

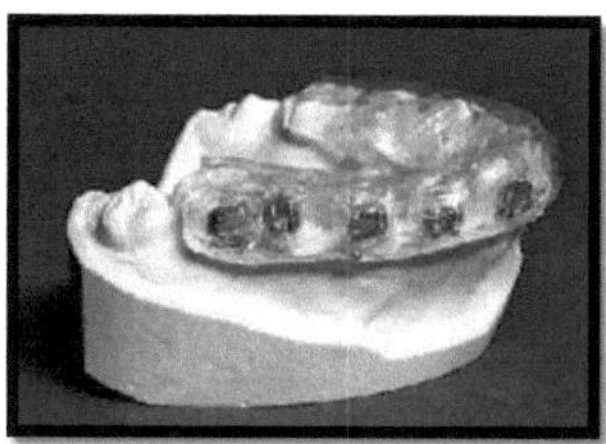

Figura 11: A moldeira Memosil foi concluída. *(Retirado de Read MJ, Pearson AI: A method for light-cured indirect bonding technique; J ClinOrthod 1998,8:502-503).*

O adesivo residual foi removido do tabuleiro.
Figura12:O adesivo residual foi removido da moldeira. *(Retirado de Read **MJ**, Pearson AI: A method for light-cured indirect bonding technique; J ClinOrthod1998,8:502-503).*

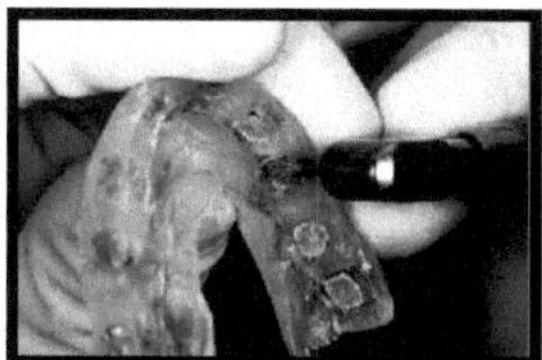

Os suportes foram fotopolimerizados através do tabuleiro.

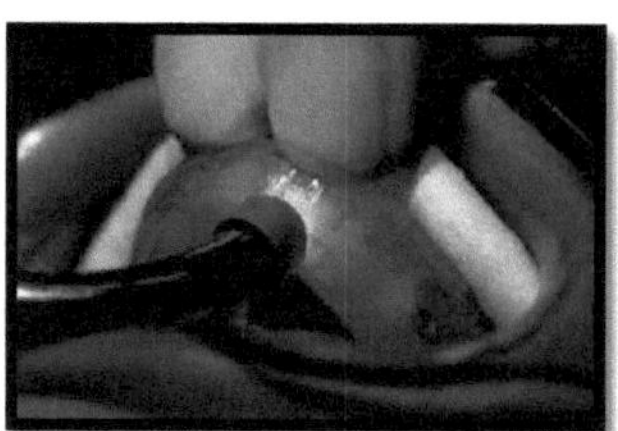

Figura 13: Os brackets foram fotopolimerizados através da moldeira *(retirado de Read **MJ**, Pearson AI: A method for light-cured indirect bonding technique; J ClinOrthod 1998,8:502-503).*

Este método era mais simples do que outras técnicas de ligação indireta e produzia muito poucas falhas de ligação. A remoção acidental dos brackets com a moldeira, que era um problema com outros materiais, quase nunca ocorreu. A polimerização ligeira permitiu ao operador tempo suficiente para colocar a resina nos brackets e a moldeira na boca. O Memosil CD foi um material ideal, tanto do ponto de vista laboratorial como clínico, para a colocação da moldeira na boca.

<u>**LIGAÇÃO INDIRECTA EFICIENTE E EFICAZ:**</u>

AnoopSondhi (1999)18 ^{descreveu} uma nova técnica de colagem indireta. Esta técnica envolveu a colocação de aparelhos ideais com braquetes APC, nos quais foram colocados braquetes revestidos com resina composta em modelos de trabalho em gesso e fabricadas moldeiras de Bioplast ou de polivinil siloxano. Os brackets nestas moldeiras foram então colados aos dentes com um adesivo de resina de 2 partes, quimicamente curado e preenchido. As vantagens desta técnica foram um tempo de cura mais rápido e um mínimo de excesso de resina à volta dos brackets após a remoção da moldeira.

UM NOVO MATERIAL DE LIGAÇÃO INDIRECTA:

Foi desenvolvida uma nova resina com a ajuda da 3M Unitek, uma vez que havia necessidade de materiais de ligação que fossem concebidos especificamente para a ligação indireta. Este material foi concebido com vários objectivos em mente. A viscosidade aumentou com a utilização de um enchimento de sílica pirogénica de partículas finas (aproximadamente 5%), de modo a que quaisquer pequenas imperfeições na base personalizada criada a partir do adesivo fotopolimerizável, bem como quaisquer imperfeições no encaixe da base personalizada contra o esmalte, fossem absorvidas pela resina preenchida.

Uma resina não preenchida, por outro lado, era menos viscosa e causava o desvio do bracket. Além disso, a resina tinha um tempo de presa rápido de 30 segundos, o que diminuía significativamente o tempo necessário para segurar a moldeira de ligação. A resina estava completamente curada em 2 minutos, o que permitia uma remoção relativamente rápida da moldeira de ligação. Esta resina foi especificamente concebida para a colagem indireta, não sendo útil para a colagem direta.

Após uma série de ensaios clínicos, determinou-se que a preparação de uma base de resina personalizada com uma resina fotopolimerizável era rápida, eficiente e fácil. Utilizando brackets APC, a contaminação foi eliminada e o tempo de laboratório foi reduzido ao mínimo, uma vez que não era necessário separar os brackets individuais ou aplicar resina na base antes de os colocar no modelo.

Se fossem utilizados braquetes revestidos com adesivo APC (3M/Unitek), os braquetes pré-orientados eram removidos diretamente do blister selado e posicionados nos dentes individuais. O excesso de adesivo foi removido e a posição do braquete foi cuidadosamente verificada com um medidor de braquete. Se fossem usados braquetes não revestidos, então o adesivo TransbondXT Light Cure seria colocado na almofada de malha dos braquetes individuais antes de serem posicionados no modelo (Fig. 14).

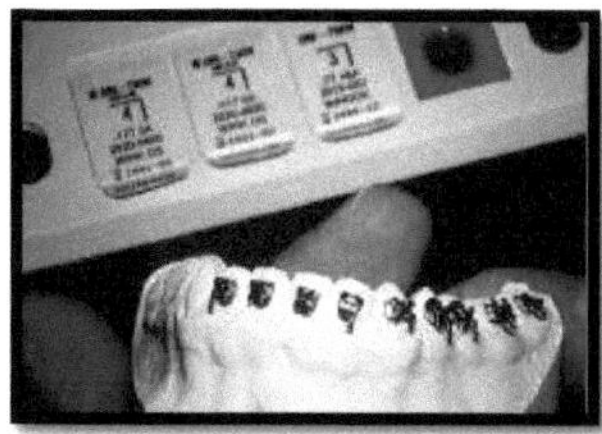

Figura 14: Colocação dos braquetes APC no modelo de trabalho. *(Retirado de Sondhi A: Colagem indireta eficiente e eficaz; Am J OrthodDentofacOrthop 1999;115:352-359).*

Depois, os modelos foram colocados numa caixa de plástico preta e deixados para aprovação final e posicionamento pelo médico. Depois de todas as posições dos brackets terem sido verificadas pelo médico (Fig.15), os modelos superior e inferior foram colocados na unidade de polimerização TRIAD e polimerizados durante 10 minutos (Fig.16).

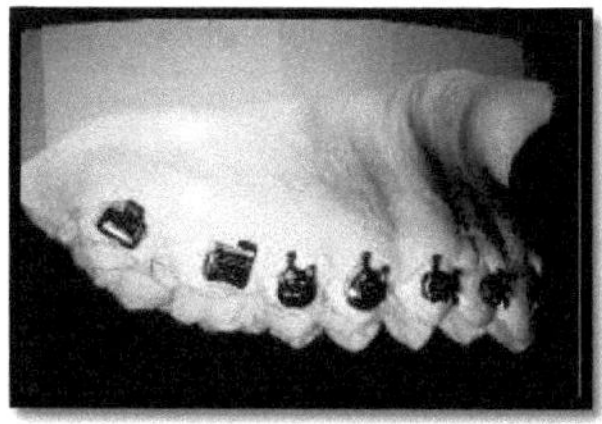

Figura 15: vista lateral do modelo de trabalho mostra as posições individuais dos braquetes; *(Retirado de Sondhi A: Efficient and effective indirect bonding; Am J OrthodDentofacOrthop 1999;115:352-359).*

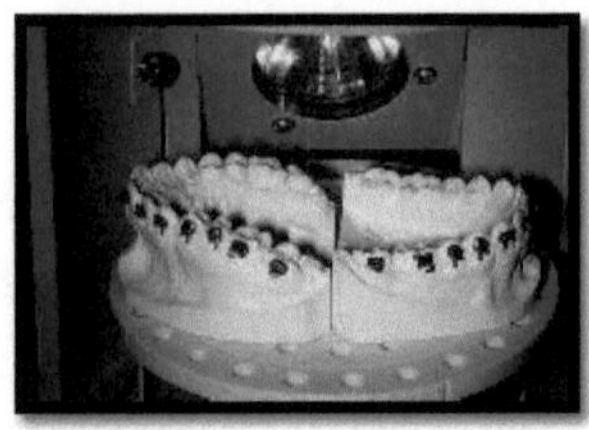

Figura 16: Modelos de ligação indireta maxilar e mandibular colocados na câmara TRIAD *(retirado de Sondhi A: Efficient and effective indirect bondin; Am J OrthodDentofacOrthop 1999;115:352-359).*

As áreas com cortes inferiores, como os ganchos, foram bloqueadas com cera. Esta foi cortada da moldeira de ligação para permitir uma remoção mais fácil (Fig.17)

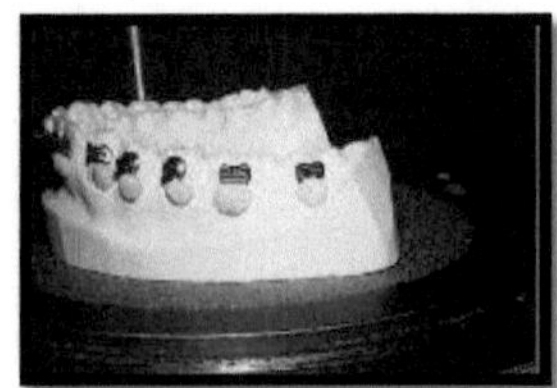

Figura 17: Ganchos pré-soldados de brackets bloqueados com cera *(retirado de Sondhi A: Efficient and effective indirect bonding; Am J OrthodDentofacOrthop 1999;115:352-359).*

Em seguida, foram colocadas moldeiras de ligação indireta sobre os brackets. Foi utilizada a unidade Biostar para formar uma camada de Bioplast com 1 mm de espessura, que foi sobreposta com uma camada de Biocryl com 1 mm de espessura. O revestimento exterior duro da moldeira de ligação foi cortado de todas as alturas do contorno para conforto do paciente e para um ajuste mais apertado, porque permitia o assentamento firme apenas da moldeira macia (Fig.18A e *B*).

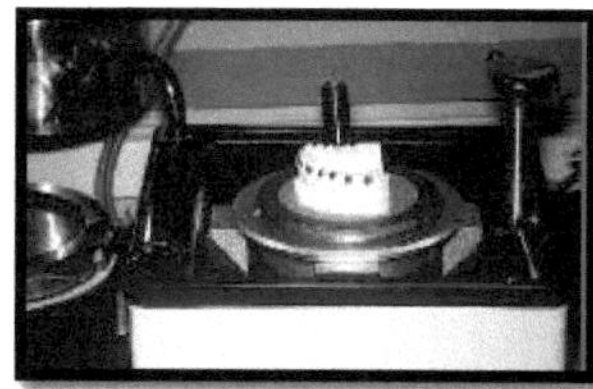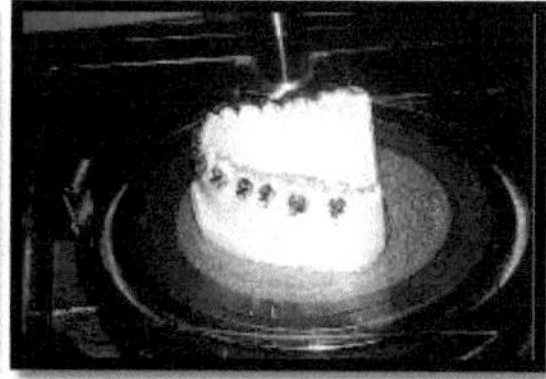

Figura 18: A, os modelos foram colocados na máquina Biostar para a formação de moldeira a vácuo; **B**, o modelo com a primeira camada de Bioplast foi posicionado para a colocação do Biocryl duro *(retirado de Sondhi A: Efficient and effective indirect bonding; Am J OrthodDentofacOrthop 1999;115:352-359).*

Quando uma unidade Biostar não estava disponível, foi feita uma moldeira de ligação com um material de transferência de silicone adequado. Assim que a massa foi misturada com o agente ativador, foi colocado um pequeno botão do material de silicone à volta de cada um dos brackets, seguido da colocação do restante material que se enrolou em forma de cilindro, cobrindo as superfícies oclusais e linguais dos dentes. De seguida, as moldeiras de colagem foram removidas dos modelos com um raspador e seccionadas com uma broca. O material em excesso foi cortado com uma tesoura ou um bisturi. Em seguida, foram colocadas na unidade TRIAD durante um minuto adicional para assegurar a polimerização de qualquer resina não polimerizada (Fig.*19A* e *B*).

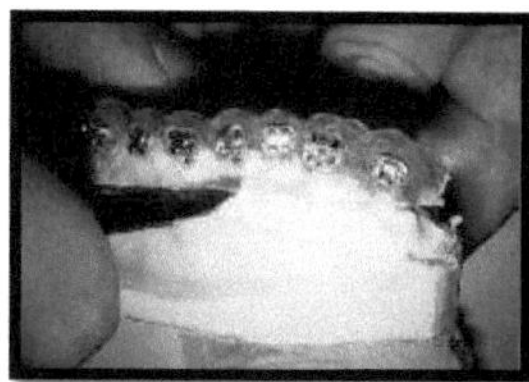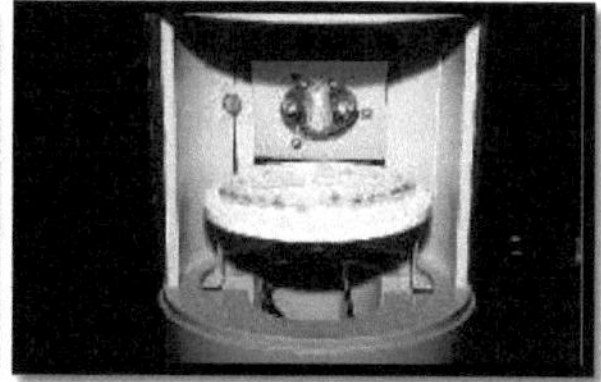

Figura19: A, remoção da moldeira seccionada do modelo; B, colocação das moldeiras de ligação indireta aparadas na câmara TRIAD para polimerização adicional. *(Retirado de Sondhi A: Colagem indireta eficiente e eficaz; Am J OrthodDentofacOrthop 1999;115:352-359).*

Os tabuleiros foram limpos numa máquina de ultra-sons com um detergente para louça durante 5 minutos.

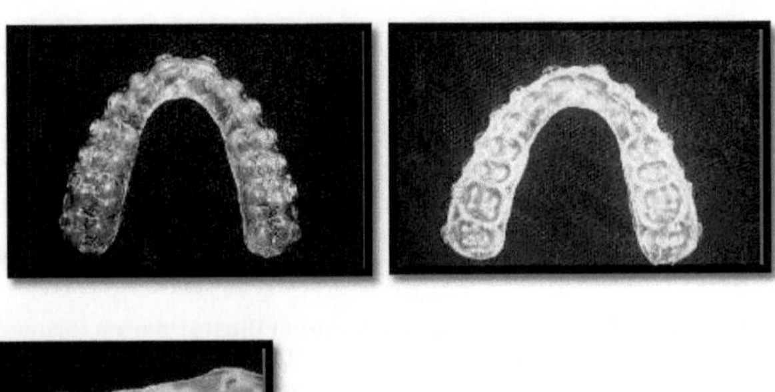

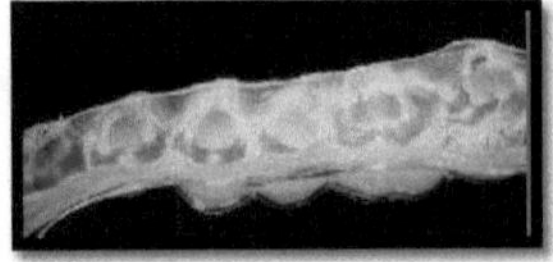

Figura 20:C, vista **oclusalD**, vista do lado do tecido da moldeira identificando claramente a camada mole interior e a camada dura exterior;**E**, vista de perto das almofadas de ligação individualizadas formadas com Transbond.*(Retirado de Sondhi A: Efficient and effective indirect bonding; Am J OrthodDentofacOrthop 1999;115:352-359).*

Quando a comparação da força de adesão foi feita com a ligação indireta usando Sondhi Rapid Set, Concise Enamel Bond (3M Unitek) e Custom IQ (Reliance Orthodontic Products), a nova resina de ligação indireta mostrou uma força de ligação substancialmente maior do que as outras resinas no momento da polimerização inicial. Embora a força de adesão final não tenha sido estatisticamente diferente, a eficiência clínica desta resina foi grandemente aumentada pela maior força de ligação quando testada 5 minutos após a ligação.

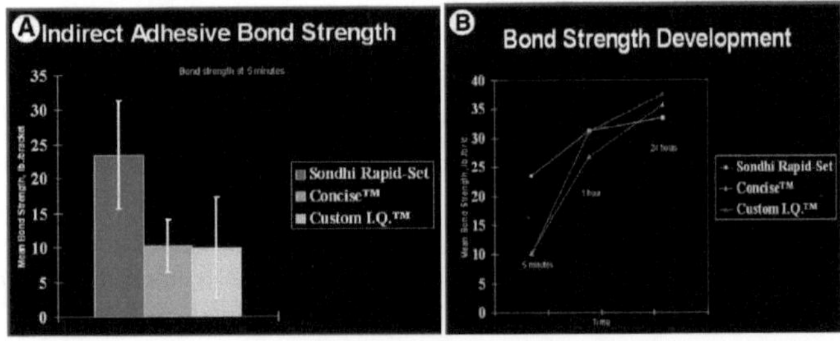

Figura 21: Gráfico de barras A mostrando a resistência da ligação 5 minutos após a colocação do bracket; B mostrando a evolução da resistência da ligação ao longo de 24 horas *(retirado de Sondhi A: Efficient and effective indirect bonding; Am J OrthodDentofacOrthop 1999;115:352- 359).*

No tratamento de mais de 500 pacientes, a experiência com este adesivo de ligação indireta revelou que a ligação era relativamente consistente e eficiente.

TÉCNICA DE COLAGEM INDIRECTA

Nos últimos anos tem havido um aumento do interesse na colagem indireta como um procedimento clínico de rotina. Na prática ortodôntica contemporânea, existem várias técnicas de colagem indireta disponíveis para o clínico.

Kalange JT (2007)[29] descreveu uma técnica altamente evoluída e extremamente exacta para a colocação precisa de brackets, na qual as linhas de referência verticais e horizontais são colocadas em modelos de trabalho para criar um modelo visual para a colocação de brackets. Estas linhas são baseadas no conceito de acoplamento de objectivos de tratamento definidos com os requisitos funcionais de nível das cristas marginais e orientação de caninos e incisivos. Este método prescrito é único para cada indivíduo. Este sistema assegura o objetivo final do contorno da margem gengival anterior idealizado e a excelência global na estética facial.

Sondhi A(2007)[30] descreveu um novo método para a colagem indireta eficaz e eficiente de braquetes ortodônticos. Nessa técnica, as bases adesivas personalizadas são formadas com braquetes Transbond XT ou APC (Adhesive Precoated), e a colagem indireta é realizada com uma nova resina desenvolvida especificamente para esse fim. Embora a eventual força de ligação seja comparável a outras resinas, a eficiência clínica desta resina é grandemente melhorada pela maior força de ligação desenvolvida nos primeiros 2 minutos após a ligação.

Ao longo dos anos, com materiais mais recentes, a técnica foi aperfeiçoada e foram descritas novas variações. No entanto, os passos básicos subjacentes à colagem indireta são os mesmos.

Nesta dissertação é descrita a técnica de ligação indireta mais comummente utilizada.

<u>**LIGAÇÃO INDIRECTA:**</u>

A **colagem indireta** é um procedimento de duas fases, a primeira fase é realizada no laboratório onde os brackets são localizados e fixados num modelo de gesso dos dentes do paciente e na segunda fase os brackets nestas posições são transferidos por meio de uma moldeira para a boca do paciente, onde são colados às superfícies de esmalte gravadas dos dentes.

ARMAMENTARIUM PARA A COLAGEM INDIRECTA:

Laboratório	Clínica
Pedra dentária	Peça de mão de alta velocidade
Lápis de mina preta .03mm	Peça de mão de velocidade lenta e copo profilático
Lápis de mina vermelha .05mm	Pedra-pomes
Divisor	Alginato e Alginador
Régua milimétrica	Prato Dappen
Lupas	Alicate de algodão
Agente de separação	Pellets de esponja
Suportes e base de resina personalizada	Sistema Nola Dry Field
Suporte do instrumento de assento	Alta e baixa evacuação a alta e baixa velocidade
Sonda milimétrica	Seringa de ar/água
Explorador	ácido fosfórico a 37%
Unidade de fotopolimerização Triad 2000	Tabuleiros de transferência com suportes e bases personalizadas
Protectores de cimento Unitek	Resina de ligação
PVS-Duas partes de viscosidade elevada massas de silicone.	Cronómetro de segunda mão
Taça de mistura e água morna	
Escova de dentes limpa	
Micro-entalhe-50micronalumínio óxido	

Tabela 1: Armamentário para colagem indireta; *(Retirado de Kalange JT: Ideal appliance placement with APC brackets and indirect bonding, JClinOrthod 1999,33:516-526).*

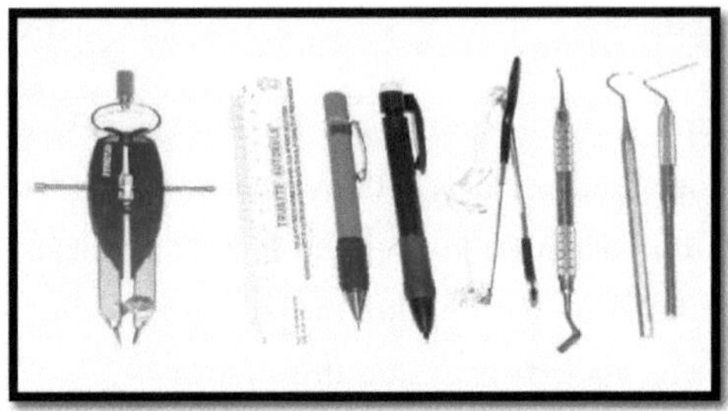

Figura 22: Itens utilizados para a preparação *(retirado de Kalange JT: Colagem indireta de precisão baseada na prescrição; SeminOrthod 2007,13:19-42).*

CRIAÇÃO DE IMPRESSÕES:

Limpar os dentes com uma taça de profilaxia e pedra-pomes. Recontornar os bordos incisais de dentes excessivamente desgastados, mamilos alargados, utilizando uma peça de mão de alta velocidade e uma broca de roda (Fig. 23). De seguida, faça impressões precisas em alginato.

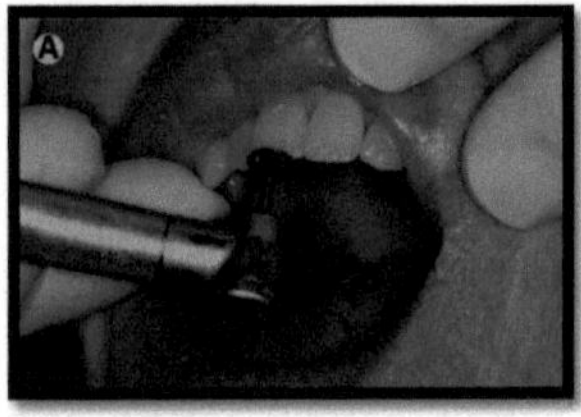

Figura 23: Utilização de uma "broca de roda" para recontornar os bordos incisais dos dentes anteriores. *(Retirado de Kalange JT: Colagem indireta de precisão baseada na prescrição; SeminOrthod 2007, 13:19-42).*

PREPARAÇÃO DO MODELO DE TRABALHO:

Verter as impressões com gesso dentário. Aparar os moldes o suficiente para permitir uma boa visualização dos dentes e depois deixá-los secar completamente (Fig. 24).

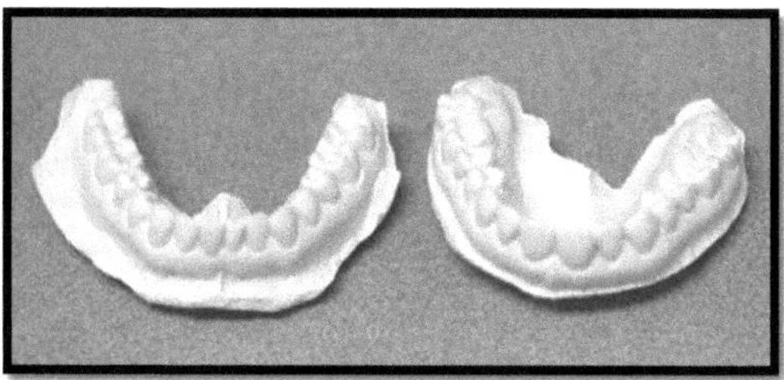

Figura 24: Modelos de trabalho *(retirado de Kalange JT: Colagem indireta de precisão baseada na prescrição; SeminOrthod 2007,13:19-42).*

Com o lápis preto de 0,03 mm, desenhar linhas verticais nos moldes superiores e inferiores dos dentes, a partir dos segundos pré-molares para a frente, começando nas coroas e continuando para baixo do modelo até às raízes (Fig. 25A e B). Estas linhas indicam os eixos longos dos dentes.

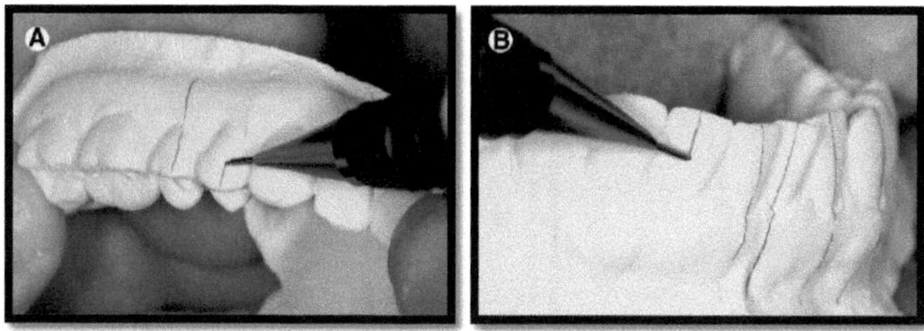

Figura 25: (A-B) Linhas verticais de eixo longo desenhadas nos modelos maxilar e mandibular. *(Retirado de Kalange JT: Colagem indireta de precisão baseada na prescrição; SeminOrthod 2007,13:19-42).*

Em seguida, utilizando o lápis vermelho, desenhar linhas horizontais em ambos os modelos dos molares e dos bicúspides, ligando as cristas marginais mesial e distal (Fig. 26).

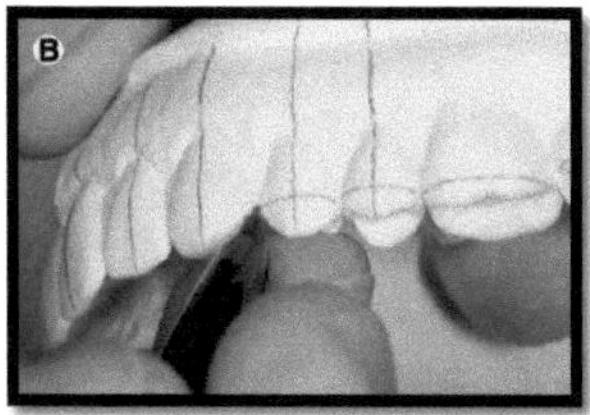

Figura26: Linhas de crista marginais desenhadas nos dentes posteriores *(retirado de Kalange JT: Colagem indireta de precisão baseada na prescrição; SeminOrthod 2007,13:19-42).*

Utilizando um divisor de arco, medir 2 mm entre as pontas do divisor, (Fig.27A), depois transferir esta medida para os modelos de trabalho, fazendo uma marca de risco ténue nas linhas verticais de lápis (Fig.27B).

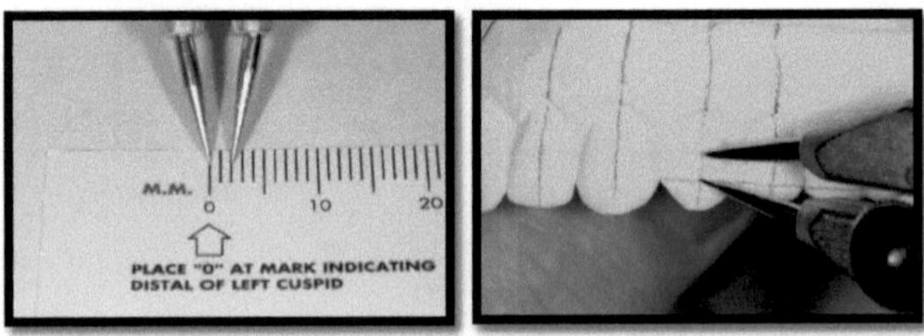

Figura 27: (A e B) Transferir a medida de 2 mm para os pré-molares e primeiro molar. *(Retirado de Kalange JT: Colagem indireta de precisão baseada na prescrição; SeminOrthod 2007, 13: 19-42).*

Utilizar esta marca para colocar uma segunda linha paralela à linha da crista marginal. No segundo molar, diminuir esta medida em ½ mm (Fig.28A e B).

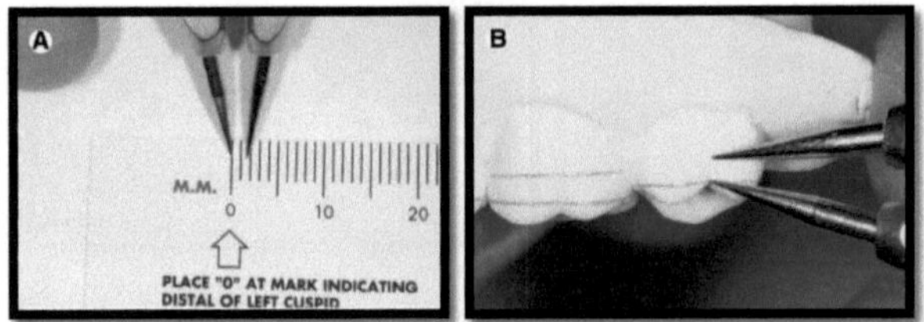

Figura28:(A e B) Divisor de arco ajustado para 1,5 mm, e esta medida transferida para o segundo molar.*(Retirado de Kalange JT: Colagem indireta de precisão baseada na prescrição; SeminOrthod 2007,13:19-42).*

Esta é a linha da ranhura, quando os braquetes são colocados aqui e um fio de arco nivelado é encaixado, alinhará as cristas marginais dos dentes posteriores, e colocará as pontas das cúspides num plano nivelado. (Fig.29A e B).

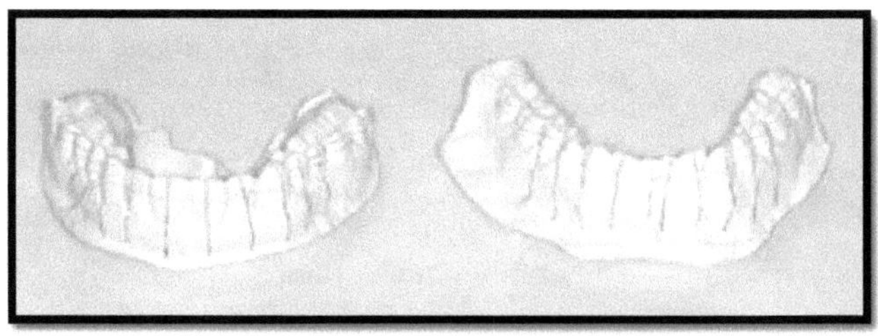

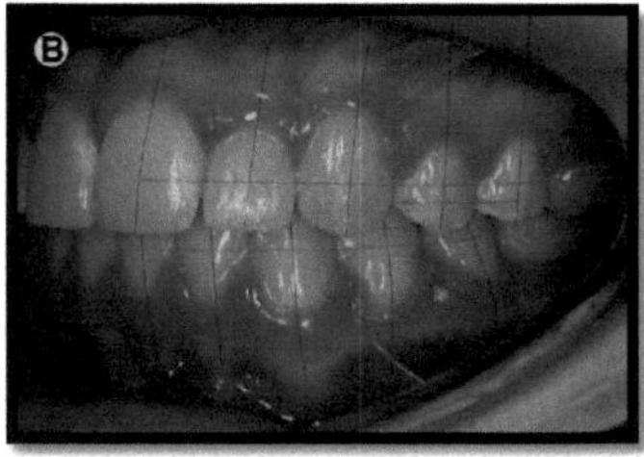

Figura29:(A e B) **A**. Modelos de trabalho maxilar e mandibular concluídos com uma prescrição personalizada para a colocação de brackets. **B**. Representação gráfica das linhas no caso concluído. *(Retirado de Kalange JT: Colagem indireta de precisão baseada na prescrição; SeminOrthod 2007, 13:19-42).*

A medida da linha de ranhura de 2 mm pode ser aumentada ou diminuída com base no tamanho dos dentes. A arcada mandibular é efectuada da mesma forma.

COLOCAÇÃO DO SUPORTE:

Os brackets podem ser colados aos modelos e as bases personalizadas podem ser fabricadas de várias maneiras. Uma resina de cura dupla de dois componentes pode ser misturada e colocada na base do braquete (Fig.30).

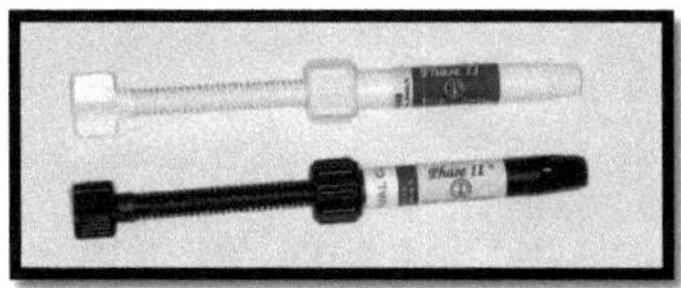

Figura 30: Resina de polimerização dupla, que pode ser utilizada para bases personalizadas. *(Retirado de Kalange JT: Colagem indireta de precisão baseada na prescrição; SeminOrthod 2007, 13,19-42).*

Este bracket é então assente no modelo de trabalho, deixado curar inicialmente através dos aditivos químicos, e a cura final é estabelecida pela cura de todos os brackets numa unidade de cura. Também pode ser utilizado um adesivo fotopolimerizável, e esta resina pode ser colocada manualmente na base do bracket e depois polimerizada com uma luz de polimerização manual ou com uma unidade de polimerização (Fig.31A e B).

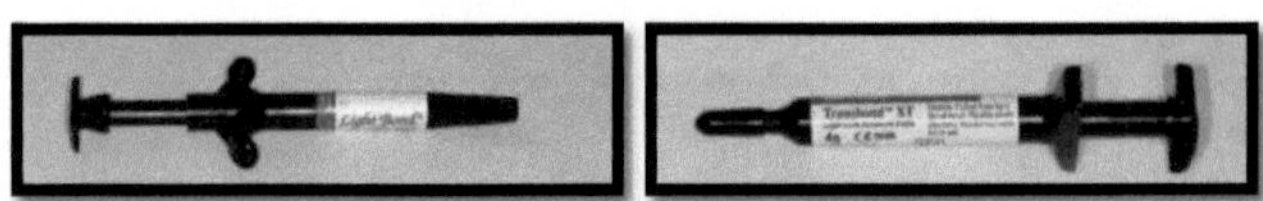

Figura31:(A e B) Podem ser utilizadas várias formas de compósitos fotopolimerizáveis para bases personalizadas.*(Retirado de Kalange JT: Colagem indireta de precisão baseada na prescrição; SeminOrthod 2007,13:19-42).*

Além disso, se estiver disponível um adesivo termicamente curado, é colocado nos suportes da forma habitual e depois curado num forno de torradeira a 325°F durante 15 minutos (Fig. 32).

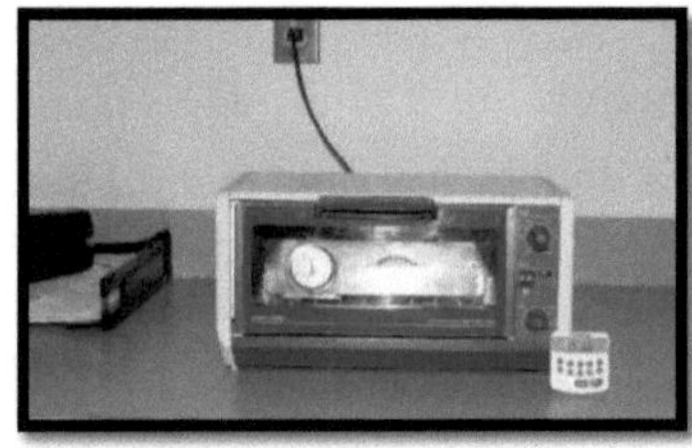

Figura32: As resinas curadas termicamente também podem ser utilizadas para criar bases personalizadas e são curadas num forno de torradeira a 325°F durante 15 minutos.*(Retirado de Kalange JT:Colagem indireta de precisão baseada na prescrição; SeminOrthod 2007,13:19-42).*

Os métodos de fabrico de bases personalizadas envolvem a utilização de brackets que são pré-revestidos com um adesivo fotopolimerizável nas bases. Os modelos são revestidos com duas camadas ligeiras de um meio de separação, que é diluído numa proporção de 1:3 e deixado secar completamente (Fig.33A e B).

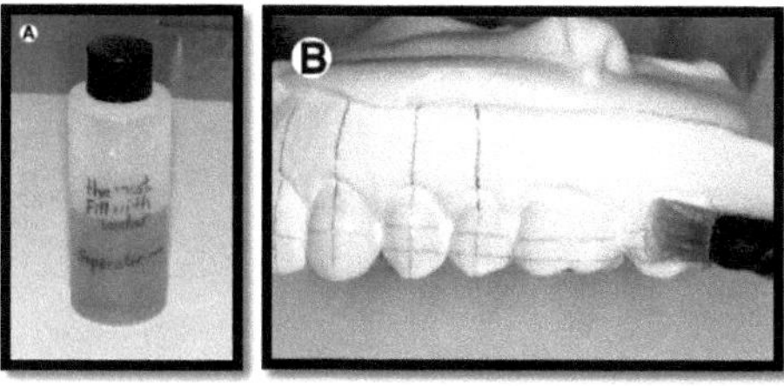

Figura33:(A e B) Relação de um para três de meio de separação para água aplicada aos modelos de trabalho em duas camadas ligeiras.*(Retirado de Kalange JT: Colagem indireta de precisão baseada na prescrição; SeminOrthod 2007,13:19-42).*

Os suportes (Fig.34) são colocados nos modelos utilizando as linhas verticais e horizontais como referência.

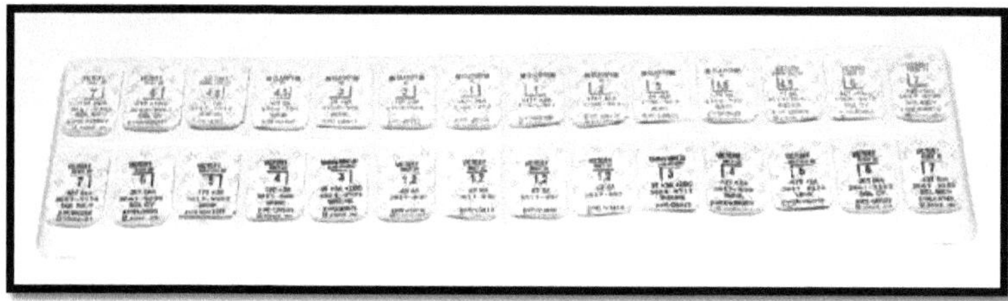

Figura34;Suportes utilizados com adesivo revestido em bases do fabricante.*(Retirado de Kalange JT:Colagem indireta de precisão baseada na prescrição; SeminOrthod 2007,13:19-42).*

O método preferido é colocar ambos os brackets dos incisivos centrais, depois ambos os laterais e depois ambos os caninos, movendo-os para a parte posterior e continuando este padrão. Depois de todos os brackets terem sido colocados, utiliza-se um explorador para remover o excesso de compósito (Fig.35).

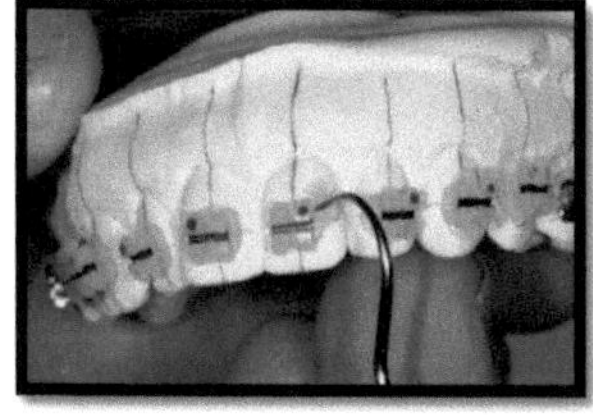

Figura 35: Todos os brackets colocados. O explorador foi utilizado para remover o excesso de compósito à volta das bases dos brackets. *(Retirado de Kalange JT: Colagem indireta de precisão baseada na prescrição; SeminOrthod 2007,13:19-42).*

Uma sonda milimétrica é utilizada para medir a distância entre o bordo incisal do dente e o bordo incisal do bracket em todos os dentes anteriores. É necessário que os dentes anteriores correspondentes sejam os mesmos.

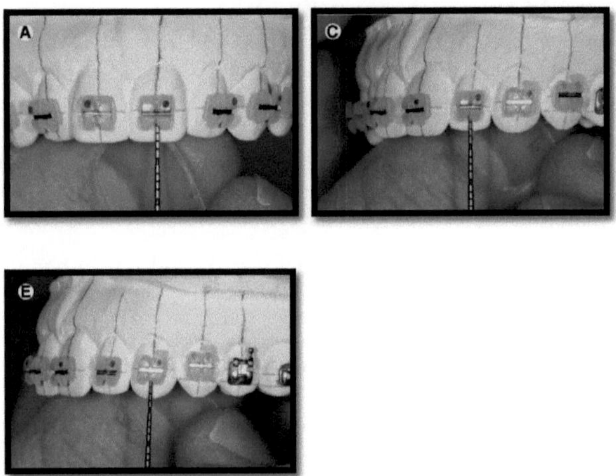

Figura36:(A-F)A sonda amilimétrica é utilizada para verificar a colocação do bracket comparando os dentes contralaterais entre si.*(Retirado de Kalange JT:Colagem indireta de precisão baseada na prescrição; SeminOrthod 2007,13:19-42).*

Este procedimento é repetido na arcada inferior, começando pelos incisivos centrais e prosseguindo para os posteriores. Utiliza-se a sonda milimétrica para verificar a posição dos braquetes. Os incisivos centrais e laterais devem ter todos a mesma medida, e a medida do canino   deve corresponder

bem.

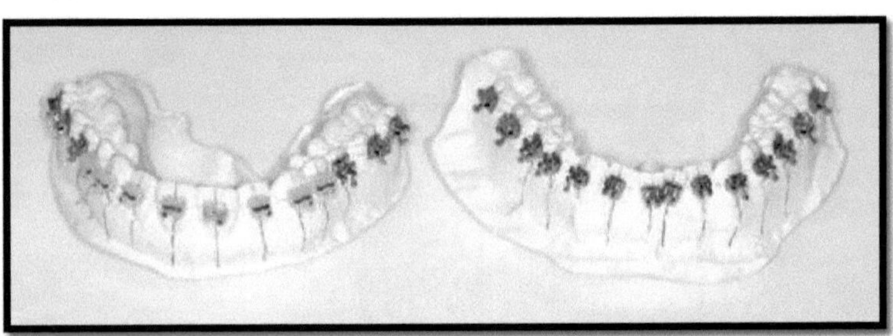

Figura37: Modelos inferiores com brackets.*(Retirado de Kalange JT:Colagem indireta de precisão baseada na prescrição; SeminOrthod2007,13:19-42).*

Nesta altura, os brackets estão prontos para serem curados numa unidade de fotopolimerização. Depois de confirmadas as posições dos brackets, estes são curados numa unidade de fotopolimerização Triad durante 6 minutos (Fig.38).

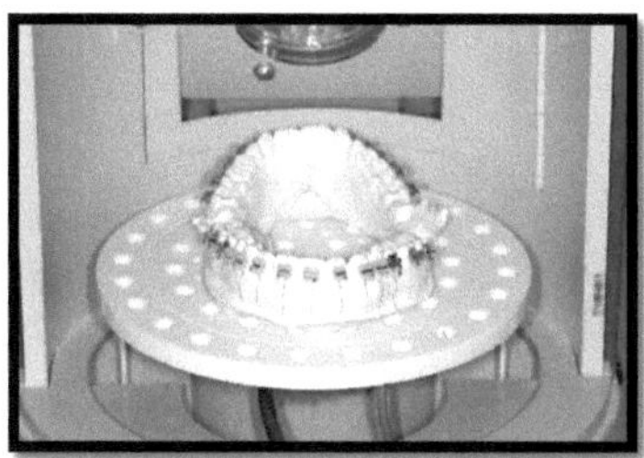

Figura38: Modelos colocados numa câmara de fotopolimerização durante 6 minutos.*(Retirado de Kalange JT:Colagem indireta de precisão baseada na prescrição; SeminOrthod 2007,13:19-42).*

Para evitar que o material de ligação flua para as ranhuras e sob as asas de ancoragem, e também para atuar como um suporte para as bandejas de transferência, a recomendação é colocar protecções de cimento Unitek em todos os brackets (Fig. 39). Estas protecções são colocadas por provocação sobre os brackets.

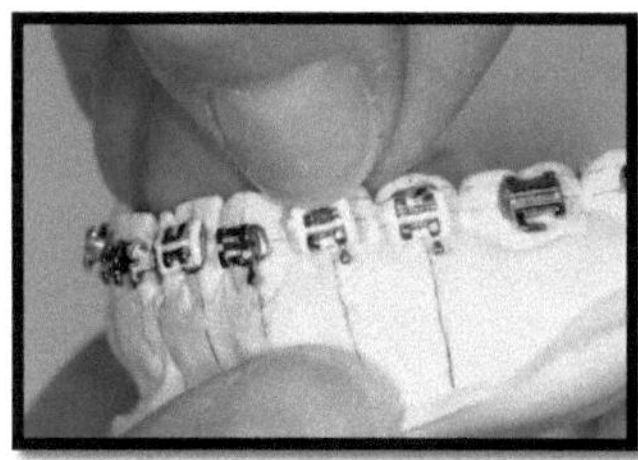

Figura39: Protectores de cimento colocados nos brackets.*(Retirado de Kalange JT:Colagem indireta de precisão baseada na prescrição; SeminOrthod 2007,13:19-42).*

CONSTRUÇÃO DO TABULEIRO DE TRANSFERÊNCIA:

Existem várias técnicas e materiais para esta etapa, incluindo silicones transparentes de fotopolimerização simples e de fotopolimerização dupla, silicones líquidos/compactos de duas partes, tabuleiros Biostar transparentes simples e duplos e massas de silicone de viscosidade elevada de duas partes.

No caso de massas de silicone de viscosidade pesada de dois componentes, o material é preparado misturando cuidadosamente partes iguais dos dois componentes da massa para formar uma corda espessa (Fig.40A-C)

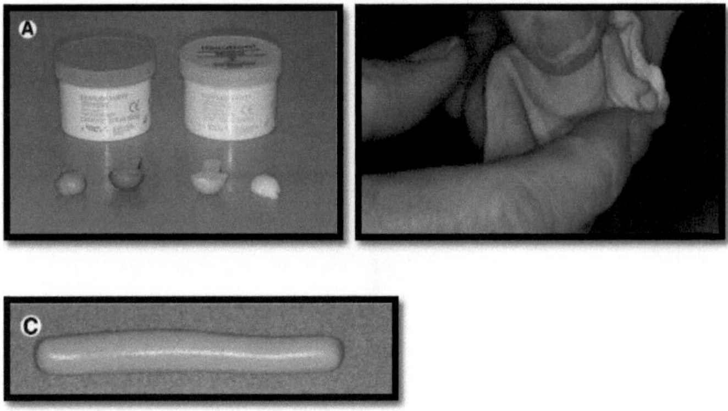

Figura40:(A-C) Material de polivinilsiloxano (PVS) misturado em partes iguais para formar uma corda de massa.*(Retirado de Kalange JT:Colagem indireta de precisão baseada na prescrição; SeminOrthod 2007,13,19-42).*

A massa é então adaptada ao modelo para cobrir os brackets e é estendida sobre as superfícies oclusais e linguais (Fig.41A e B). É importante manter uma espessura adequada de material para proporcionar rigidez para o assentamento positivo da moldeira.

Figura 41: (A e B) Material PVS adaptado aos brackets e modelos. *(Retirado de Kalange JT:*

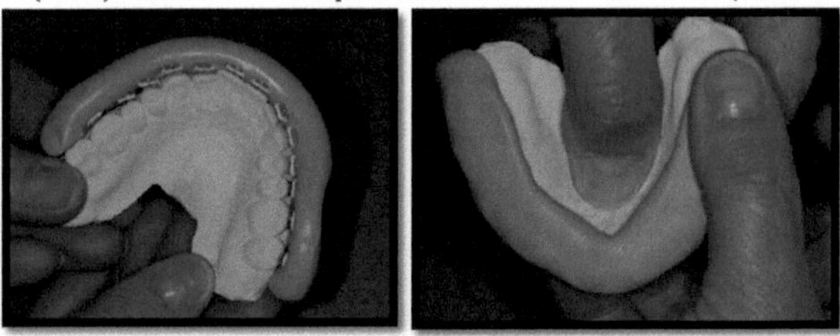

Colagem indireta de precisão baseada na prescrição; SeminOrthod 2007,13:19-42).
Quando os tabuleiros estiverem endurecidos, colocar os modelos numa tigela com água morna e deixá-los de molho durante 30 minutos (Fig.42).

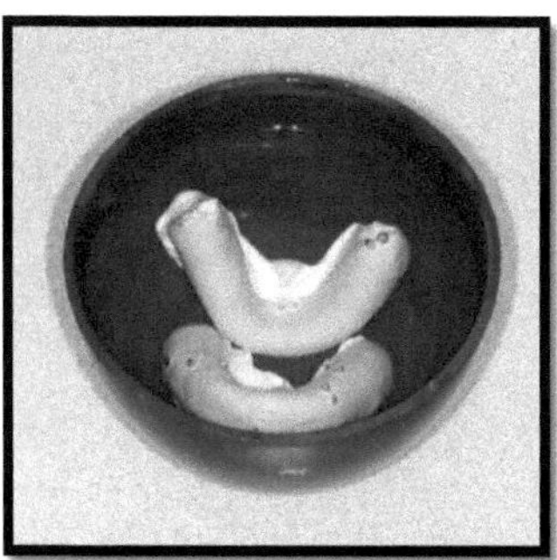

Figura42: Modelos deixados de molho durante 30 minutos.*(Retirado de KalangeJT:Colagem indireta de precisão baseada na prescrição; SeminOrthod 2007,13:19-42).*

Em alternativa, os modelos podem ser colocados numa panela de pressão com água quente durante 10 minutos (Fig. 43).

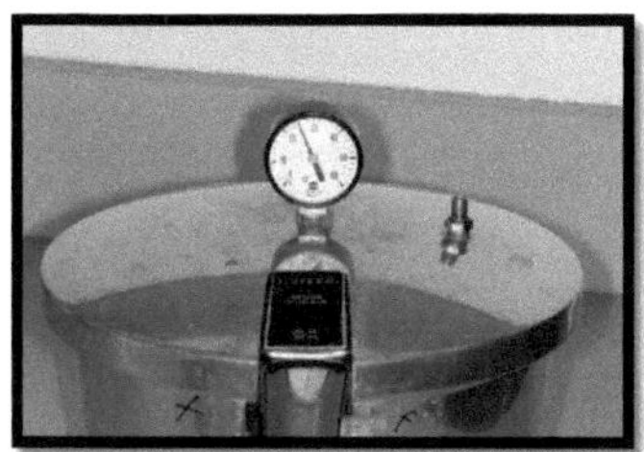

Figura43: Modelos colocados numa panela de pressão durante 10 minutos.*(Retirado de Kalange JT:Colagem indireta de precisão baseada na prescrição; SeminOrthod 2007,13:19-42).*

As moldeiras são então removidas dos modelos e colocadas na vertical no Triad durante mais 1 minuto para assegurar a cura completa das bases personalizadas. As moldeiras são então limpas com água destilada e uma escova de dentes limpa. As moldeiras são aparadas até ao nível do bracket nas faces facial e vestibular, e depois aparadas para permitir que a moldeira se estenda sobre a lingual nas superfícies anteriores e também sobre as cúspides linguais cerca de 2 mm na lingual dos dentes posteriores (Fig.44).

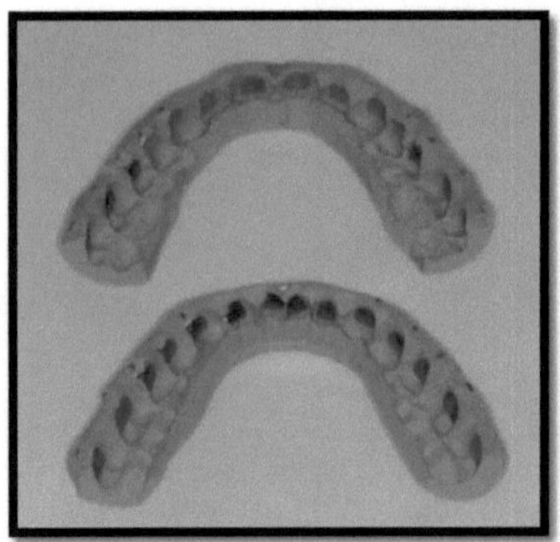

Figura44: Moldeira final aparada.(*Retirado de Kalange JT:Colagem indireta de precisão baseada na prescrição; SeminOrthod 2007,13:19-42*).

As moldeiras são então cortadas interproximalmente desde a lingual até ao nível dos contactos. As bases personalizadas são então micro-gravadas com óxido de alumínio de 50µm (Fig.45).

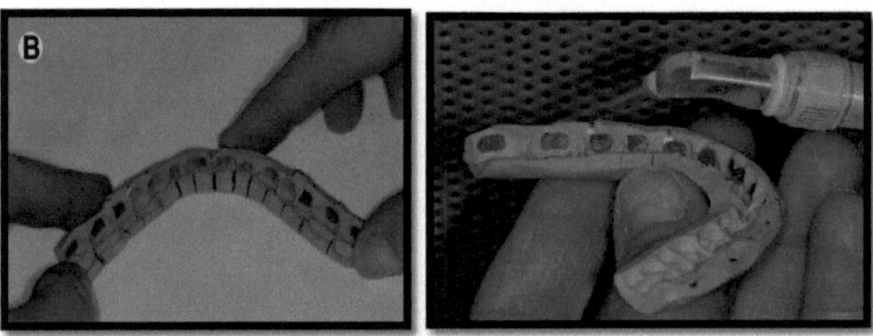

Figura45: (A-C) Os cortes interproximais são efectuados nas moldeiras. **(D)** As bases dos brackets são ligeiramente micro-gravadas com 50 µm de óxido de alumínio.(*Retirado de Kalange JT: Colagem indireta de precisão baseada na prescrição; SeminOrthod 2007,13:19-42*).

PROCEDIMENTO CLÍNICO:

Antes do isolamento dos dentes, estes devem ser limpos com uma pasta de pedra-pomes sem flúor. O sistema Nola Dry Field é utilizado para isolamento na colagem indireta da arcada completa (Fig.46).

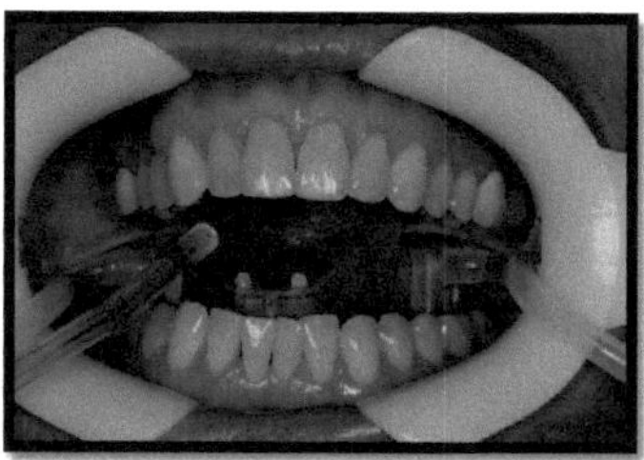

Figura 46: A dentição é isolada com um sistema Nola Dry Field. *(Retirado de Sondhi A: Colagem Indireta Eficaz e Eficiente: O Método Sondhi;SeminOrthod 2007,13:43-57).*

Os dentes são condicionados com uma solução ou gel de ácido fosfórico a 37% durante 30 segundos por arcada, sendo depois enxaguados e secos cuidadosamente (Fig.47).

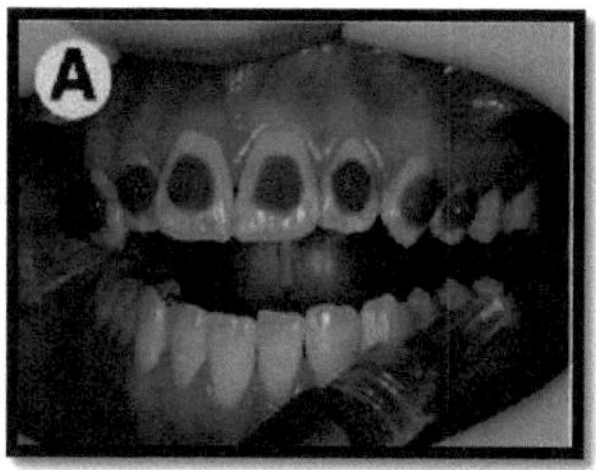

Figura47: Os dentes são condicionados com um condicionador de ácido fosfórico a 37%. *(Retirado de Sondhi A: Colagem Indireta Eficaz e Eficiente: O Método Sondhi;SeminOrthod 2007,13;43-57).*

Nas superfícies de porcelana, será necessário efetuar uma micro-corrosão da porcelana e, em seguida, utilizar um condicionador de porcelana com ácido fluorídrico a 9,5% para preparar a superfície.

Depois de os dentes estarem isolados, condicionados e secos, utilizam-se primários autocondicionantes ou um primário insensível à humidade nos dentes e coloca-se um agente de acoplamento de silano nas superfícies de porcelana (Fig. 48A e B).

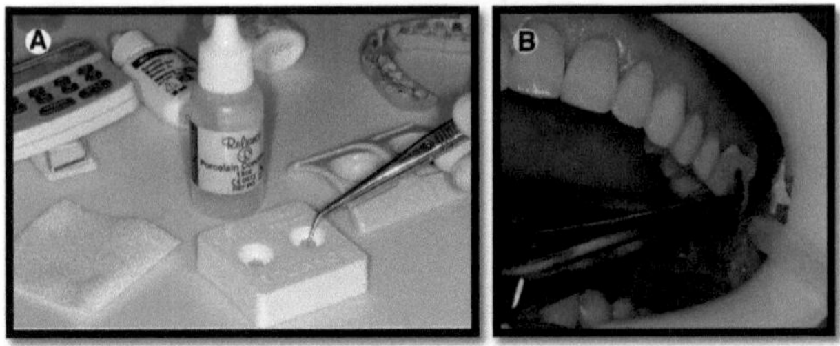

Figura48:(A e B) Superfícies de porcelana condicionadas com um agente de acoplamento de silano.*(Retirado de Kalange JT: Colagem indireta de precisão baseada na prescrição; SeminOrthod 2007,13:19-42).*

Sondhi Rapid Set Indirect Bonding Adhesive (3M Unitek), ou uma resina de secagem rápida semelhante, é colocado com um componente nas bases dos brackets nas moldeiras de transferência e o outro componente numa camada fina nos dentes (FiG.49 A-D).

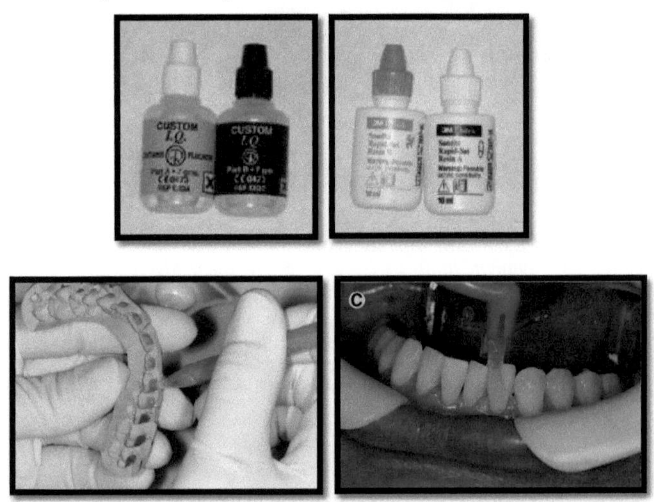

Figura49:(A e B) Agente de ligação, **C,** Agente de ligação aplicado numa camada ligeira na base de resina personalizada e **D,** numa camada ligeira nos dentes.*(Retirado de Kalange JT: Colagem indireta de precisão baseada na prescrição; SeminOrthod 2007,13:19-42).*

A moldeira inferior é assente a partir da posição das 5 horas, utilizando uma ligeira pressão dos dedos, e mantida no lugar durante 30 segundos. A moldeira superior é assente a partir da posição das 12 horas e mantida no lugar durante 30 segundos. Ambas as arcadas são deixadas a polimerizar durante mais 2 minutos (Fig.50 A e B).

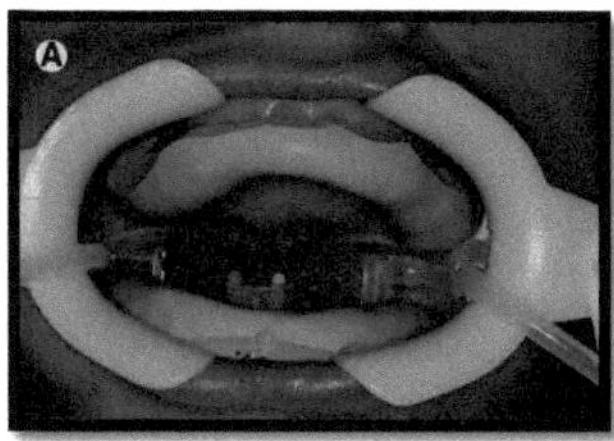

Figura50: As moldeiras são deixadas a polimerizar sem serem perturbadas durante mais 2 minutos.*(Retirado de Kalange JT: Colagem indireta de precisão baseada na prescrição; SeminOrthod 2007,13:19-42).*

As moldeiras são removidas colocando um raspador por baixo do bordo distolingual da moldeira e retirando a partir da lingual sobre a oclusal. A moldeira sairá facilmente em pedaços (Fig.51 A-D).

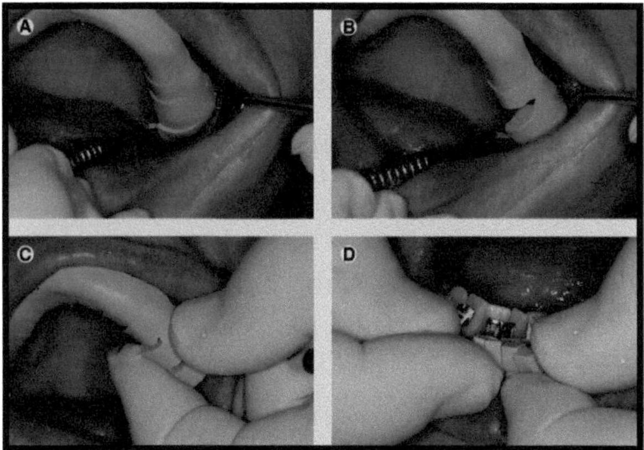

Figura 51: (A-D) As moldeiras de transferência são removidas, começando na distolingual dos segundos molares e terminando na anterior. As moldeiras serão removidas facilmente e sairão em pedaços. *(Retirado de Kalange JT: Colagem indireta de precisão baseada na prescrição; SeminOrthod 2007,13:19-42).*

Com a cureta, removem-se as protecções de cimento, bem como quaisquer pedaços remanescentes do material da moldeira de transferência, e qualquer material adesivo remanescente é também removido com o raspador, prestando especial atenção às áreas interproximais e à distal dos segundos molares (Fig.52).

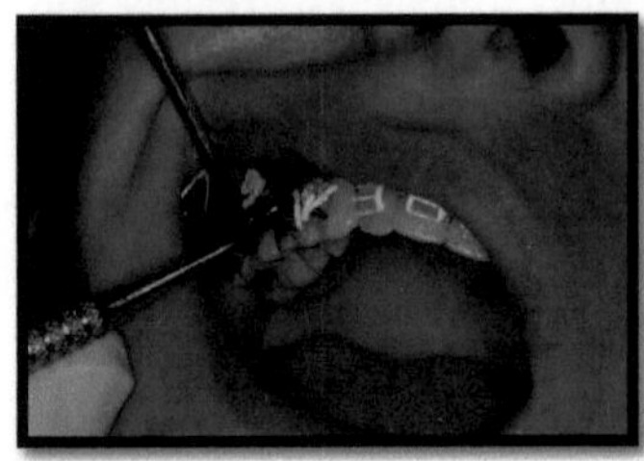

Figura52: As protecções de cimento e o restante material da moldeira são removidos *(retirado de Kalange JT: Colagem indireta de precisão baseada na prescrição; SeminOrthod 2007,13,19-42).*

Os fios da arcada inicial podem agora ser inseridos e o paciente pode receber todas as instruções de cuidados necessárias (Fig.53).

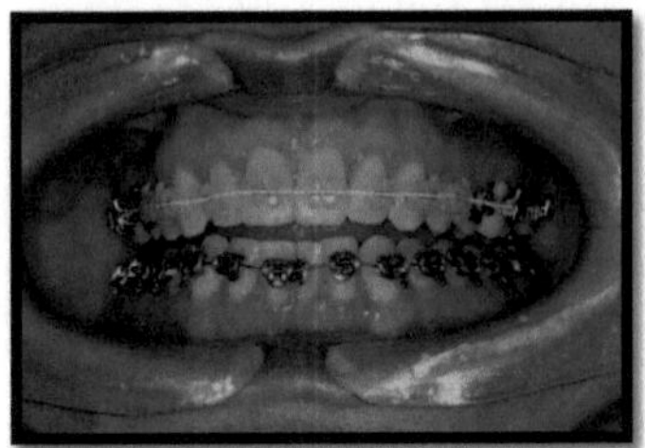

Figura53: Os arcos são colocados imediatamente e são dadas instruções de cuidados a ter em casa.*(Retirado de Kalange JT:Colagem indireta de precisão baseada na prescrição; SeminOrthod 2007,13:19-42).*

SUBPROCEDIMENTOS NA COLAGEM INDIRECTA DE ARCADA COMPLETA: HORA DO DOUTOR:

1.	Equilibrar e recontornar os dentes	40 segundos
2.	Colocar marcas de referência nos moldes	6 minutos
3.	Verificar os suportes dos moldes	3 minutos e 30 segundos
4.	Verificar a limpeza de brackets nos dentes	30 segundos
5.	Verificar a colocação dos fios	10 segundos
6.	Preparar e assentar o tabuleiro superior	1 minuto e 45 segundos
7.	Preparar e assentar o tabuleiro inferior	1 minuto e 10 segundos

TOTAL 13 minutos, 45 segundos

Tabela2: Subprocedimentos na colagem indireta da arcada completa, *(Retirado de Kalange JT: Ideal appliance placement with APC brackets and indirect bonding, JClinOrthod 1999,33:516-526).*

TEMPO DE ASSISTENTE:

1.	Profilaxia dos dentes e recolha de impressões	7 minutos
2.	Verter impressões	3 minutos
3.	Separar as impressões e aparar moldes	3 minutos
4.	Aplicar um meio de separação	45 segundos
5.	Colocar suportes	12 minutos e 30 segundos
6.	Cura do compósito	10 minutos
7.	Tabuleiros de transferência de formas	2 minutos, 30 segundos
8.	Separar, limpar e aparar os tabuleiros	6 minutos e 30 segundos
9.	Profilaxia, isolamento e condicionamento dos dentes	4 minutos e 45 segundos
10.	Retirar os tabuleiros e limpar	5 minutos, 30 segundos
11.	Colocar os fios	4 minutos e 15 segundos

TOTAL 59 minutos, 45 segundos

Tabela 3: Tempo do assistente,*(Retirado de Kalange JT: Ideal appliance placement with APC brackets and indirect bonding, JClinOrthod 1999,33:516-526).*

TEMPO TOTAL DA CADEIRA:

1.	Equilibrar e recontornar os dentes	40 segundos
2.	Profilaxia dos dentes e recolha de impressões	7 minutos
3.	Profilaxia, isolamento e condicionamento dos dentes	3,4 minutos e 45 segundos
4.	Tabuleiro superior do banco	1 minuto e 45 segundos
5.	Tabuleiro inferior do banco	1 minuto e 15 segundos
6.	Retirar os tabuleiros e limpar	5 minutos, 30 segundos
7.	Colocar os fios	4 minutos e 15 segundos

TOTAL 25 minutos, 10 segundos

Tabela 4: Tempo total de cadeira, *(Retirado de Kalange JT: Ideal appliance placement with APC brackets and indirect bonding, JClinOrthod 1999,33:516-526).*

LISTA DE PROCEDIMENTOS DE MARCAÇÃO PARA LIGAÇÃO INDIRECTA:

Procedimento	Atribuição de tempo (minutos)
Separação	10
Separação e impressão(ões)	20
Impressão(ões) para ligação indireta	20
Colagem de bandas e colagem indireta	40
Ligaduras, arnês e colagem indireta	50
Colocação de bandas nos primeiros molares superiores ou inferiores	30
Colocação de bandas nos primeiros ou segundos molares superiores e inferiores	60
Colocação de bandas nos primeiros e segundos molares superiores e inferiores	90
Colagem indireta dos incisivos superiores e/ou inferiores	30
Colagem indireta superior e/ou inferior:	
Canino para segundo bicúspide	40
Ligação indireta superior ou inferior3:	
Segundo bicúspide a segundo bicúspide	50
Primeiro molar a primeiro molar	50
Colagem indireta superior e inferior:	
Segundo bicúspide a segundo bicúspide	60
Primeiro molar a primeiro molar	60
Segundo molar a segundo molar	60

Tabela 5: Lista de procedimentos de nomeação para colagem indireta *(retirada de Kalange JT: Ideal appliance placement with APC brackets and indirect bonding, JClinOrthod 1999,33:516-526).*

AVANÇOS EM

LIGAÇÃO INDIRECTA

COLAGEM INDIRECTA COM UM ADESIVO FOTOPOLIMERIZÁVEL FLUIDO:

MilesPG (2002)[20] utilizou o Filtek Flow, um compósito fluido preenchido na colagem indireta. O Filtek Flow vem numa seringa com uma ponta metálica fina para permitir a aplicação precisa de uma quantidade controlada de material compósito diretamente em cada base personalizada (Fig.54).

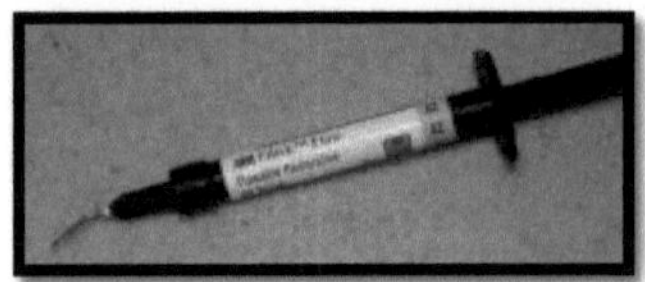

Figura54: Restauração Flowable Flowable da Filtek (cor A2) com ponta metálica fina para uma aplicação precisa do compósito *(retirado de Miles PG: Indirect bonding with a Flowable light cure adhesive; J ClinOrthod2002,36(11):646-647).*

Está disponível numa variedade de tons de dentes (**o MilesPG** utilizou o A2, que transmite mais facilmente a luz e se mistura melhor do que os tons mais escuros).

TÉCNICA:

Os dentes a serem colados são isolados, limpos, condicionados e preparados com o primário Moisture Insensitive. Apenas uma pequena quantidade de Filtek Flow é necessária para humedecer a superfície de cada base (Fig.55).

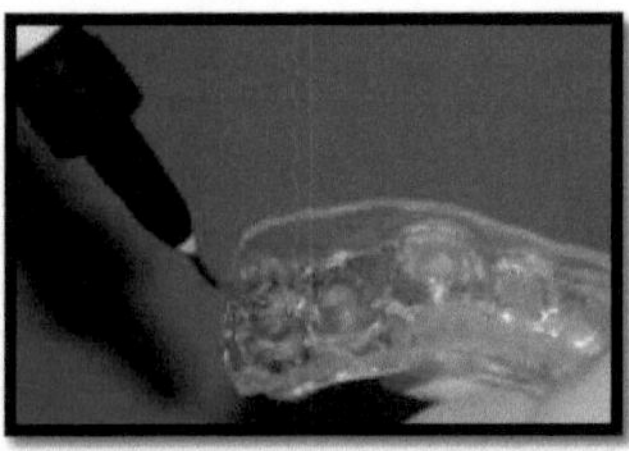

Figura55: Pequena quantidade de Filtek Flow aplicada na base personalizada de cada bracket na moldeira de colagem indireta transparente. *(Retirado de Miles PG: Indirect bonding with a Flowable light cure adhesive; J ClinOrthod2002,36(11):646-647)*

A moldeira exterior rígida é posicionada e a colocação exacta é confirmada (Fig. 56).

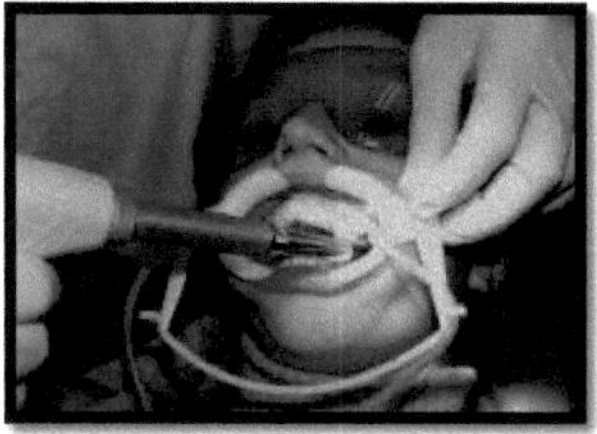

Figura56: Moldeira de ligação indireta colocada na boca do paciente após o condicionamento ácido e a aplicação do primário. *(Retirado de Miles PG: Colagem indireta com um adesivo fotopolimerizável fluido; J ClinOrthod2002,36(11):646-647).*

Os sistemas de fotopolimerização por plasma utilizados reduziram drasticamente o tempo necessário para a colagem (Fig.57).

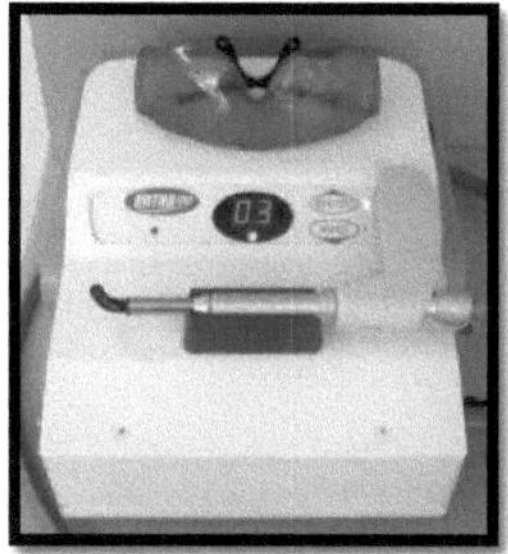

Figura57: Luz de plasma para uma cura rápida do adesivo *(retirado de Miles PG: Indirect bonding with a Flowable light cure adhesive; J ClinOrthod2002,36(11):646-647).*

Cada bracket metálico é curado durante seis segundos (três segundos oclusalmente, três segundos gengivalmente), um tubo bucal aderente é curado durante 12 segundos e um bracket cerâmico é curado durante três segundos diretamente sobre o bracket. Devem ser usados óculos de proteção quando se utiliza a luz. As moldeiras duras e moles são removidas.

Com esta técnica, observa-se um flash mínimo e menos manchas ao longo do tempo do que com os adesivos de ligação indireta curados quimicamente.

VANTAGENS:

• Reduz os espaços vazios na interface esmalte-resina, que demonstraram enfraquecer a resistência da ligação indireta.

• É suficientemente fluido para permitir uma aplicação fácil na base do suporte, mas suficientemente viscoso para se manter no lugar antes de o tabuleiro ser assente.

• A ponta metálica fina da seringa permite uma aplicação precisa e controlada da quantidade necessária de compósito na base personalizada.

• Permite o ajuste do adesivo por comando depois de verificada a colocação correta do tabuleiro.

• Quando se utiliza uma luz de plasma para a polimerização, a colagem completa de primeiro molar a primeiro molar pode ser efectuada em menos de oito minutos.

REFERÊNCIAS

1. Bowen RL.Colagem adesiva de vários materiais aos tecidos duros dos dentes. J Dent Res 1965; 44:903-05.

2. Buonocore, MG. Selamento adesivo de fossas e fissuras para prevenção de cáries com o uso de luz ultravioleta. J Am Dent Assoc1970;80: 324.

3. Buonocore, MG. Prevenção de cárie em fossas e fissuras seladas com uma resina adesiva polimerizada por luz ultravioleta: Um estudo de dois anos de uma única aplicação de adesivo. J Am Dent Assoc1971;82:1090- 93.

4. Silverman E, Cohen M, Gianelly AA e Dietz VS. Um sistema universal de ligação direta para brackets metálicos e plásticos. Am J Orthod 1972;62(3):236-44.

5. Newman GV. Colagem direta e indireta de brackets.J ClinOrthod1974;8(5):264-72.

6. Zachrisson BU, Brobakken BO. Comparação da colagem direta e indireta com diferentes tipos de brackets e adesivos. Am JOrthod 1978;74:62-78.

7. Thomas RG.Ligação indireta (simplicidade em ação).J ClinOrthod1979;13(2):93-106.

8. Moshiri F, Hayward MD. Procedimento laboratorial melhorado para colagem indireta.JClinOrthod 1979;13(7):472-73.

9. Gottlieb EL. JClinOrthod entrevista o Dr. Homer Phillips sobre a ligação, Parte I.J ClinOrthod 1980;6:341.

10. Myrberg NEA, Warner CF. Técnica de colagem indireta.J ClinOrthod 1982;4:269-71.

11. Aguirre M, King G, Waldron J. Avaliação da colocação de brackets e da força de ligação ao comparar técnicas de ligação direta com técnicas de

ligação indireta. Am J OrhodDentofacial Orthop1982; 82(4):269-76.

12. Fried KH, Newman GV. Colagem indireta com um adesivo sem mistura.J ClinOrthod 1983;17:414-15.

13. Aguirre JA.Colagem indireta para casos linguais.J ClinOrthod 1984;8:565-67.

14. Hocevar RA e Vincent HF. Colagem indireta versus direta: Resistência da ligação e localização da falha. Am J OrthodDentofacialOrthop 1988;94:367-71.

15. Milne JW, Andreasen GF, Jacobsen JR. Comparação da resistência de união: técnica indireta simplificada versus colocação direta de brackets. Am JOrthodDentofacialOrthop 1989;96:8-15.

16. Read MJF, O'Brien KD. Um ensaio clínico de uma técnica de ligação indireta com um adesivo curado com luz visível.Am J OrthodDentofacialOrthop 1990;98:269-62.

17. Hamula W. Clínica de técnica: colagem direta com adesivos fotopolimerizáveis. JClinOrthod 1991;7:437-38.

18. Cooper RB, GossM, Hamula W. Colagem direta com brackets pré-cobertos com adesivo fotopolimerizável. JClinOrthod 1992;8:477-79.

19. Shiau JY,Rasmussen ST, Phelps AE et al.Resistência de união de compósitos envelhecidos encontrados em brackets colocados por uma técnica indireta.Angle Orthod1993;63(3):213-20.

20. HickhamJH. Colagem indireta ligação indireta previsível. J ClinOrthod1993;27:215-17.

21. Read MJ, Pearson AI.Um método para a técnica de colagem indireta

fotopolimerizável. JClinOrthod 1998;8:502-03.

22. Kalange JT. Colocação ideal de aparelhos com brackets APC e colagem indireta. JClinOrthod 1999;33:516-26.

23. Koo BC, Chung Chun-Hsi, VanarsdallRL.Comparação da precisão da colocação de brackets entre técnicas de ligação direta e indireta.Am J OrthodDentofacialOrthop 1999;116:346-51.

24. Sondhi A.Efficient and effective indirect bonding.Am J OrthodDentofacialOrthop 1999;115:352-59.

25. Koo BC, Chung C, Vanarsdall RL. Comparação da precisão da colocação de brackets entre técnicas de ligação direta e indireta. Am J OrthodDentofacial Orthop1999;3:346-51.

26. White L. Técnica de colagem indireta expedita.JClinOrthod 2001;1:36-41.

27. Miles PG. Colagem indireta com um adesivo fotopolimerizável fluido. JClinOrthod2002;36(11): 646-47.

28. Birte Melsen, Piero Biaggini - O conjunto de raios: Uma nova técnica para uma colagem indireta precisa - JCO -2002-11-648

29. Melsen B, Biaggini P: O Ray Set. Uma nova técnica para uma ligação indireta precisa.JClinOrthod2002;36(11):648-54.

30. Klocke A, Shi J, Kahl-Nieke B, Bismayer U.Força de ligação com técnicas de ligação   indireta de base personalizada.   Techniques.Angle Orthod2003;73(2):176-80.

31. Yi GK, Dunn WJ e TaloumisLJ.Comparação da resistência ao cisalhamento entre braquetes ortodônticos de colagem direta e indireta.Am JOrthodDentofacialOrthop 2003;124:577-81.

32. Matsuno I, Okuda S, Nodera Y.O sistema de núcleo híbrido para colagem

indireta. JClinOrthod2003;37(3):160-61.

33. Redmond WR. The Cutting Edge: Questões antigas. J ClinOrthod2004;38:93-95.

34. Hodge TM, Dhopatkar AA, Rock WP. A abordagem de Burton à colagem indireta. J Orthod2004;31:132-37.

35. Eliades T, Gioka C, Papaconstantinou S.Reposição de brackets prémolares revisitada, avaliação dos contactos proximais e oclusais. World JOrthod2005;6:149-55.

36. Mayhew MJ.A vanguarda - colocação de brackets assistida por computador para colagem indireta. JClinOrthod2005;39(11):653.

37. Daub J, Berzins DW, Linn BJ, e Bradley TG.Resistência de ligação de brackets de ligação direta e indireta após termociclagem.Angle Orthod2006;76(2):295-300.

38. Ciuffolo F et al. Prototipagem rápida: Um novo método de preparação de moldeiras para colagem indireta. Am J Orthod Dentofacial Orthop2006;129(1):75-77.

39. Linn BJ,Berzins DW, Dhuru VB, Bradley TG.A Comparação da força de ligação entre os métodos de ligação direta e indireta. Angle Orthod 2006;76:289-94.

40. Deahl ST, SalomeN, HatchJP, RughJD.Practice-basedcomparison of direct and indirect bonding.Am JOrthodDentofacialOrthop 2007;132(6):738-42.

41. Elliot MM. Colagem indireta com um compósito de cura térmica. SeminOrthod 2007;13:69-74.

42. Dahl ST, Salome N, Hatch JP, Rugh JD.Comparação baseada na prática da colagem direta e indireta. Am J OrthodDentofacialOrthop 2007;132:738-42.

43. Kalange JT. Colagem indireta de precisão baseada na prescrição. SeminOrthod 2007;13:19-42.

44. Sondhi A. Ligação Indireta Eficaz e Eficiente: O Método Sondhi.SeminOrthod 2007;13;43-57.

45. Thompson MA, Drummond JL, BeGole EA.Análise da força de ligação de variáveis de bases personalizadas em técnicas de ligação indireta.Am JOrthodDentofacialOrthop2008;133(1):9.e15-9.e20.

46. Alex C Abraham, P.P Biswas : colagem em ortodontia lingual utilizando a tecnologia hiro-JIOS-2008:9-13

47. Soo PP, Green BM, Sondhi A. Efeitos da inibição de oxigénio na colagem indireta com um adesivo hidrofílico. Am J OrthodDentofacialOrthop 2009;135:214-21.

48. Cozzani M, Menini A, Bertelli. Máscaras de condicionamento para colagem indireta precisa.J ClinOrthod 2010;44:326-30.

49. Rakesh Mohade ,Minimização do flash adesivo durante a colagem indireta de um retentor lingual - JCO- 2012;04;233

50. Livro de texto de ortodontia lingual - Rafi Romano

51. Invisiable Orthodontics - Conceitos e soluções actuais em ortodontia lingual; giuseppe Scuzzo, kyoto Takemoto.

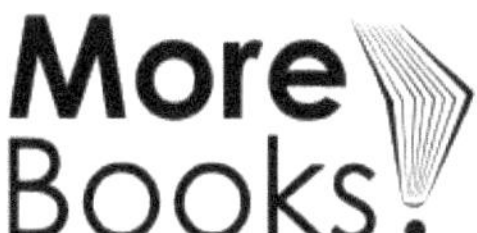

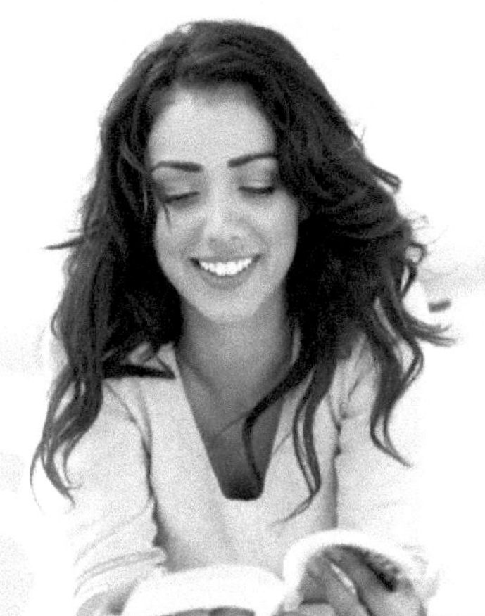

I want morebooks!

Buy your books fast and straightforward online - at one of world's fastest growing online book stores! Environmentally sound due to Print-on-Demand technologies.

Buy your books online at
www.morebooks.shop

Compre os seus livros mais rápido e diretamente na internet, em uma das livrarias on-line com o maior crescimento no mundo! Produção que protege o meio ambiente através das tecnologias de impressão sob demanda.

Compre os seus livros on-line em
www.morebooks.shop

info@omniscriptum.com
www.omniscriptum.com

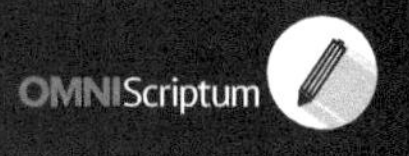

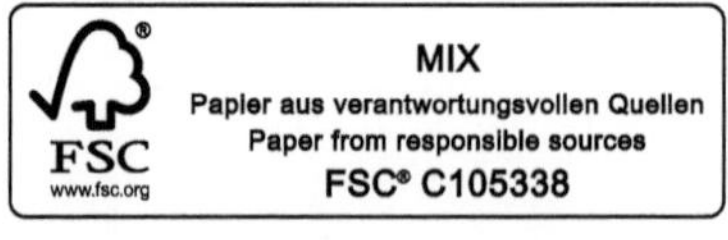

Printed by Books on Demand GmbH, Norderstedt / Germany